mórula
EDITORIAL

FAPERJ

CRISE ECONÔMICA E SANITÁRIA E O UNIVERSALISMO PRIVATIZANTE NO SISTEMA DE SAÚDE DO BRASIL

DANIELLE CONTE ALVES RIANI COSTA E LIGIA BAHIA

REVISÃO
Natalia von Korsh

DADOS INTERNACIONAIS DE CATALOGAÇÃO NA PUBLICAÇÃO
(CIP) DE ACORDO COM ISBD
Elaborado por Vagner Rodolfo da Silva — CRB 8/9410

C837c

Costa, Danielle Conte Alves Riani
Crise econômica e sanitária e o Universalismo Privatizante no sistema de saúde do Brasil / Danielle Conte Alves Riani Costa, Ligia Bahia. – Rio de Janeiro: Mórula Editorial ; FAPERJ, 2024.
152 p. : il. ; 15,5cm x 23,5cm.

ISBN 978-65-6128-057-0

1. Saúde pública. 2. Saúde. 3. SUS. 4. Privatização. 5. Privatização da saúde. 6. Sistema Único de Saúde. I. Bahia, Ligia. II. Título.

2024-3808 CDD: 614
CDU: 614

Rua Teotônio Regadas 26 sala 103
20021_360 _ Lapa _ Rio de Janeiro _ RJ
www.morula.com.br _ contato@morula.com.br
morulaeditorial morula_editorial

SUMÁRIO

APRESENTAÇÃO

Foi um ciclo marcado pelo florescimento que embalou o longo processo de pesquisa e elaboração de um texto que consideramos adequado à publicação. O título "Crise econômica e sanitária e o Universalismo Privatizante no sistema de saúde do Brasil" nos alerta sobre uma rota indesejável, conota pessimismo, mas também sintetiza o amadurecimento de reflexões coletivas e acuradas, cujo substrato é conhecimento crítico misturado com esperança, expectativa de mudança.

O desenvolvimento de investigações sobre os componentes privados, especialmente aqueles relacionados diretamente com assistência à saúde tem como fio da meada a preciosa investigação de Hésio Cordeiro sobre empresas médicas nos anos 1980. Após quatro décadas, o empresariamento da saúde adquiriu novos traços e se consolidou. As pequenas organizações financiadas com recursos governamentais no contexto da privatização promovida pelo regime ditatorial civil-militar foram substituídas por grandes grupos econômicos, que impõem novos desafios a quem procura deslindar os meandros do sistema de saúde.

Contemporaneamente, a estrutura e a dinâmica das instituições e as políticas públicas direta ou indiretamente envolvidas com saúde são intricadas e ambíguas. Ao mesmo tempo que ocorre a ampliação da rede de serviços do Sistema Único de Saúde (SUS), os mercados privados de ações assistenciais crescem. Apesar da mais que sabida natureza pública de sistemas universais de saúde em países desenvolvidos, intérpretes desavisados ou efetivamente favoráveis à privatização difundem que os movimentos de expansão do SUS e dos planos de saúde seriam complementares.

O SUS ficaria maior e assim atenderia melhor a maior parte da população; enquanto os planos privados se encarregariam de parcelas da população que "podem pagar". A justificativa se fundamenta na idealização da renúncia dos ricos ao SUS, em favor dos pobres, para obtenção de uma suposta convivência harmoniosa, desde que cada um em seu devido lugar. O termo "desoneração do SUS" enfeixa o conjunto de ideias que, cada um ao seu modo, expressa desacordo com a necessidade de um sistema de saúde público para todos.

Quando a pandemia de Covid-19 chegou e sacudiu os sistemas de saúde em diferentes países, o enfrentamento da crise sanitária exigiu respostas coletivas para a proteção da população. Em geral, foram investidos mais recursos nas instituições públicas de pesquisa e saúde. O Brasil ficou de costas para a saúde pública. As mãos em coração que reiteradamente desenharam o SUS durante o sufoco da disseminação da Covid-19 não adquiriram materialidade objetiva em termos de incremento estável de recursos. Por outro lado, o setor privado, pouco ou quase nada solidário com os riscos de exposição e adoecimento da maioria da população, recebeu apoio governamental para seguir uma trilha financeira exitosa.

É contraintuitivo. As pesquisas contemporâneas sobre a privatização do sistema de saúde no Brasil evidenciam desempenhos favoráveis de empresas de planos de saúde durante períodos recessivos. Milagre? Certamente não. O sucesso empresarial no setor saúde tem sido respaldado por políticas públicas emanadas de distintos núcleos políticos e administrativos. Compreender a privatização da saúde para além da superfície das relações de compra e venda requer esforços de pesquisa continuados.

"Crise econômica e sanitária e o Universalismo Privatizante no sistema de saúde do Brasil" reúne resultados de pesquisas desenvolvidas antes, durante e apesar da pandemia de Covid-19. Ou seja, tarefas desempenhadas na contracorrente do isolamento social, estimuladas pela premência de contribuir para mitigar adoecimentos e mortes. Para quem tentou dotar o SUS de competências e capacidades para enfrentar a Covid-19, tornou-se incontornável reexaminar o tabuleiro e as peças do xadrez público e privado — um empreendimento exigente de enorme empenho em função do foco em acontecimentos em curso não prescindir do ângulo aberto para o passado e tendências internacionais.

O livro está organizado em três capítulos. O primeiro apresenta uma introdução sobre a temática abordada, envolvendo a saúde pública e privada no Brasil no contexto de crise econômica e sanitária. No segundo capítulo são sistematizadas as estratégias empresariais e políticas governamentais para preservação, expansão e diversificação do mercado privado de saúde, incluindo a abordagem sobre os subsídios públicos e o gasto tributário com saúde.

O terceiro capítulo apresenta conceitos e uma teoria sobre a relação entre os componentes público e privado no sistema de saúde no Brasil. Nesse estudo foram formuladas análises, informações e reflexões sobre como o princípio da universalidade se expressa no sistema de saúde brasileiro, considerando as desigualdades entre o mix público e privado na saúde e o contexto de crise econômica e sanitária. Foram apontados, ainda, os principais aspectos envolvendo a tríade SUS, setor privado de saúde e os fundamentos valorativos que norteiam as políticas de saúde no país.

Elencar elementos e subsídios para o debate sobre as políticas de saúde no Brasil e contribuir para a formulação de políticas que promovam a redução de desigualdades entre o público e o privado na saúde é um exercício inerentemente provisório. Engajamento e distanciamento são frequentemente opostos, mas são ambos imprescindíveis para tornar os julgamentos mais consistentes e as ações melhor fundamentadas.

SAÚDE PÚBLICA E PRIVADA NO BRASIL EM TEMPOS DE CRISE ECONÔMICA E SANITÁRIA:

INTRODUÇÃO

O SISTEMA DE SAÚDE NO BRASIL

O sistema de saúde brasileiro é composto pelo Sistema Único de Saúde (SUS) público e por um setor privado caracterizado pela comercialização de planos de saúde e pela oferta de serviços privados de forma lucrativa ou filantrópica (Bahia, 2018).

O setor público é financiado e provido pelo Estado nos níveis de gestão federal, estadual e municipal, baseado no princípio constitucional da saúde como um direito de todos e um dever do Estado (Brasil, 1988).

No setor privado, consultórios, clínicas e hospitais são financiados por desembolso direto, pelo SUS (por meio de convênios ou contratos de prestação de serviços) e pelos planos privados de assistência à saúde. Esse último grupo compõe o terceiro subsetor, o da saúde suplementar (Paim et al., 2011).

As fronteiras entre público, filantrópico e privado lucrativo são indeterminadas, considerando fatores como a contratação de estabelecimentos privados pelo poder público ou mesmo a prestação privada de serviços em estabelecimentos públicos, como no caso das Organizações Sociais de Saúde (OSS). Além disso, o próprio setor privado mantém conexões estatais, entre outras, pelas renúncias fiscais.

O apoio governamental à expansão da rede privada com recursos públicos já estava presente durante a configuração das antigas Caixas de Aposentadorias e Pensões (Lei Eloy Chaves – 1923), passando pelos Institutos de Aposentadoria e Pensão (IAP – 1933-1938), os quais foram unificados no

Instituto Nacional de Previdência Social (INPS – 1966), quando se iniciou o processo de privatização da assistência médica e capitalização do setor saúde. Posteriormente, foi criado o Instituto Nacional de Assistência Médica da Previdência Social (INAMPS – 1977). Em 1987, ocorreu a formação do Sistema Unificado e Descentralizado de Saúde (SUDS), que vigorou até 1988, quando o SUS foi criado, oficializando a participação da assistência privada complementar (Bahia, 1999, 2009; Cordeiro, 1984; Paim et al., 2011).

O processo de formulação e consolidação do SUS como política nacional de saúde foi permeado pela disputa entre o modelo de saúde pública e o modelo privatista da saúde e pelo incentivo governamental à ampliação do setor privado (Faveret Filho; Oliveira, 1990; Ponte; Falleiros, 2010). Sua implementação foi acompanhada por políticas de estímulo à aquisição de planos de saúde e incentivos à oferta privada de serviços de saúde (Bahia, 2009), baseada em incentivos fiscais, isenções de tributação, subsídios e anistias do Estado brasileiro (Scheffer; Bahia, 2010).

O SETOR DE PLANOS E SEGUROS PRIVADOS DE SAÚDE

Os planos e seguros privados de saúde surgiram no Brasil no final da década de 1970 (Cordeiro, 1984; Bahia, 1997), antes da promulgação da Constituição Federal, que definiu a saúde como direito de todos, em 1988 (Brasil, 1988), e da criação do SUS (Brasil, 1990a, 1990b). No final da década de 1980, um grande mercado de planos de saúde estava estabelecido no país (Bahia, 2001).

A regulação do setor privado foi iniciada com a publicação do marco regulatório em 1998 (Brasil, 1998a) e, no ano 2000, com a criação da Agência Nacional de Saúde Suplementar (ANS), vinculada ao Ministério da Saúde (Brasil, 2000a). As empresas de planos de saúde são classificadas em diferentes modalidades: administradora de benefícios, cooperativa médica, cooperativa odontológica, medicina de grupo, odontologia de grupo, autogestão, filantropia e seguradoras especializadas em saúde. Os planos privados de saúde oferecidos podem ser individuais, familiares ou coletivos — por adesão ou empresariais —, com cobertura médico-hospitalar, com ou sem assistência odontológica.

Desde o advento da agência reguladora, em 2000, a quantidade de consumidores de planos de assistência médica, com ou sem odontologia, aumentou consideravelmente até o ano 2014, tendo passado de 30,5 para 50,5 milhões nesse período.

Considerando que a crise mundial de 2008, iniciada nos Estados Unidos, não teve impacto negativo prolongado na economia brasileira, o número de consumidores de planos de saúde continuou aumentando. Somente a partir de 2014, com a recessão econômica instalada no país, o setor privado de saúde sofreria algum impacto, com leve redução do número de consumidores, tendo em vista o aumento do desemprego que impactou na diminuição dos planos coletivos por trabalhadores formais, além da perda dos planos individuais por profissionais autônomos e clientes que não tiveram condições de continuar arcando com as mensalidades elevadas. Segundo informações da ANS (2021a), entre 2015 e 2017 foram evidenciadas taxas de crescimento negativas, e o número de consumidores dos planos recuou para 47,1 milhões.

Em 2020, as contratações de planos de saúde voltaram a aumentar. Dados de maio de 2021 apontaram o incremento de mais de um milhão de clientes em um ano. Com isso, o setor alcançou 48,3 milhões de clientes em planos médico-hospitalares, recuperando o patamar registrado em julho de 2016 (ANS, 2021b). O crescimento ocorreu em todas as modalidades de contratação do plano, principalmente nos planos coletivos empresariais e entre idosos. Vale ressaltar que em todo esse período as receitas das empresas apresentaram aumento anual, sendo o cenário mais favorável no primeiro ano da pandemia, quando ocorreu o acréscimo das receitas e a redução das despesas em relação ao ano anterior, devido ao menor índice de sinistralidade — decorrente da queda na realização de procedimentos eletivos e das medidas de isolamento social (ANS, 2021a, 2021c).

Entre junho de 2020 e julho de 2024 houve o incremento de, aproximadamente, 4,5 milhões de clientes, chegando a 51,2 milhões o número de beneficiários de planos privados médico-hospitalares ao final do período (ANS, 2021b, 2024a).

Ou seja, a despeito da redução do número de clientes no período de crise econômica, o setor conseguiu preservar seu mercado expandindo receitas. Inclusive, voltou a apresentar elevação das contratações no período de crise sanitária e de aprofundamento da crise econômica no país.

CRISE ECONÔMICA E SEUS EFEITOS NO SISTEMA DE SAÚDE

Em 2008, o abalo da economia americana provocou uma crise econômica de proporções mundiais, a partir do colapso do sistema bancário norte-americano devido à quebra da Lehman Brothers, uma empresa do setor de seguros imobiliários. O país experenciou um longo período de recessão, com queda do nível de renda e aumento do desemprego (Varoufakis, 2018).

A crise econômica rompeu paradigmas e expôs os problemas estruturais que culminaram no crescimento lento e instável da economia e no aumento da desigualdade nas principais economias do mundo, colocando em xeque o tipo de desenvolvimento baseado em padrões de produção, distribuição e consumo não sustentáveis do ponto de vista social, econômico e ambiental. Ao mesmo tempo, fez emergir a discussão sobre a sustentabilidade financeira dos sistemas de saúde (CEPAL, 2020).

As medidas fiscais restritivas adotadas para o enfrentamento da crise econômica de 2008 e da crise europeia geraram tanto impactos sociais — devido ao agravamento de fatores como desemprego, pobreza e falta de moradia — quanto efeitos negativos na saúde, relacionados à redução da cobertura e à restrição de acesso aos cuidados (Stuckler et al., 2017). A situação foi ainda mais dramática em contextos de grandes desigualdades sociais e condições desfavoráveis de saúde, como nos países da América Latina. O acúmulo de problemas basilares, somado aos impactos dos períodos de crise econômica, exacerbou as grandes brechas estruturais da região, que possui altos níveis de desigualdade, baixa produtividade e baixo crescimento (Cepal, 2020; Levcovitz; Costa-Couto, 2018).

Diversos países da América Latina sofreram cortes nos gastos sociais, incluindo os gastos com saúde, como medida fiscal para enfrentar a crise econômica (Levcovitz; Costa-Couto, 2018). A contenção de recursos para a saúde, justificada pela necessidade de reduzir gastos, compromete os serviços públicos de saúde no momento no qual um maior número de pessoas busca estes serviços — justamente pelo aumento do desemprego e pela diminuição da renda familiar e do poder aquisitivo, debilitando ainda mais a saúde da população (Kondilis et al., 2013). Outra consequência da adoção de políticas restritivas é o reforço à privatização e à mercantilização da saúde, o que compromete a universalidade de sistemas nacionais de saúde (Teixeira; Paim, 2018).

Embora a instabilidade decorrente da crise econômica tenha rapidamente se alastrado por países da Europa, seus efeitos não impactaram significativamente o Brasil de forma prolongada, tendo o período de recessão econômica iniciado em 2014 (Carvalho, 2018). Uma das principais medidas adotadas para o contingenciamento de despesas primárias federais foi o congelamento de gastos sociais durante 20 anos, instituído pela Emenda Constitucional (EC) nº 95, em 2016, inclusive gastos com saúde, constringindo o já insuficiente montante de recursos destinados ao financiamento do SUS (Funcia et al., 2018; Mendes; Carnut, 2020).

As consequências da crise financeira, iniciada em 2008 nos EUA, e da austeridade fiscal sobre a saúde tornaram-se objeto de reflexão sobre relações entre a recessão econômica e os desfechos de saúde, bem como a respeito de políticas e programas governamentais acionados no contexto de pressão fiscal. No primeiro grupo de trabalhos encontram-se estudos que se concentram em torno das relações entre determinantes sociais e saúde, correlações entre desemprego, crescimento econômico e taxas gerais de morbidade e mortalidade.

Análises sobre a crise econômica e suas relações com saúde, incluindo respostas dos governos — especialmente de países europeus, como Grécia, Irlanda, Espanha, Portugal e Itália —, evidenciaram a elevação de problemas, tais como: reemergência ou surtos de doenças infecciosas, restrições de acesso a serviços de saúde, suicídios, e problemas de saúde mental (Barr et al., 2012; De Vogli, 2014; Serapioni, 2017; Wenzl; Naci; Mossialos, 2017).

Alguns desses estudos sinalizaram que a piora nas condições gerais de vida e trabalho afetam as condições de saúde ou o perfil de morbidade e mortalidade da população. Houve aumento de casos de problemas mentais, recrudescimento de surtos de doenças infecciosas e redução de mortes por acidentes de transporte em função da redução das atividades econômicas (Marmot; Bell, 2009; Baumbach; Gulis, 2014). Além disso, estudo desenvolvido por Madureira-Lima e colaboradores (2018) identificou associação entre tornar-se desempregado e o aumento das necessidades médicas não atendidas. Dessa forma, frente à recessão, evidenciou-se que a perda do emprego prejudicou o acesso aos serviços de saúde na Europa, tendo em vista a diminuição dos recursos financeiros.

Antonova, Bucher-Koenen e Mazzonna (2017) investigaram os efeitos em longo prazo das crises macroeconômicas experimentadas durante a idade ativa, considerando dados da Pesquisa de Envelhecimento e Aposentadoria na Europa. A partir da análise de entrevistas realizadas em 2004 e 2006 com mais de 20 mil indivíduos de 11 países europeus, identificou-se que a saúde dos entrevistados foi mais afetada por crises experimentadas mais tarde na carreira, entre 41 e 50 anos de idade, fazendo com que essas pessoas abandonassem a força de trabalho. Nesse caso, os homens se aposentaram mais cedo, e as mulheres foram mais propensas a se tornarem donas de casa. O estudo sugere que a aposentadoria antecipada em tempos de crise econômica pode ser prejudicial à saúde.

Um trabalho que procurou apreender a influência combinada de indicadores econômicos individuais e autopercepção sobre condições de saúde e no nível macro de 26 países europeus concluiu que a recessão, particularmente a perda de bens de consumo básico, está associada com a redução de autopercepção positiva da saúde, sendo que o efeito das dificuldades econômicas, seja no nível individual ou quando agregadas por família, foi mais intenso em países de alta renda (Mayer; Foster, 2015).

Estudo que explorou o impacto da recessão sobre o bem-estar da população em idade ativa do Reino Unido identificou que a autopercepção de saúde das pessoas permaneceu relativamente estável, em média, ao longo da crise econômica. Em contraste, a medida positiva de saúde psicológica diminuiu significativamente durante o período de recessão (Bayliss; Olsen; Walthery, 2017).

Outras investigações sobre associações entre crise financeira e saúde voltaram-se ao exame de políticas de saúde, adotando como fio condutor as relações entre a recessão econômica e as respostas governamentais. A abordagem utilizada supõe que respostas políticas distintas para a crise global conduziram a diferentes resultados na área da saúde, indicando a necessidade de estimular pesquisas sobre como as mudanças econômicas afetam a saúde, políticas com potencial para mitigar riscos e a compreensão de características de modelos de bem-estar social e proteção do financiamento público para a saúde (Karanikolos et al., 2013).

A partir de revisão da literatura sobre as desigualdades de saúde nos países do sul da Europa — mais especificamente Espanha, Grécia, Itália e Portugal —, Serapioni (2017) descreveu que os governos desses países, ao introduzirem políticas de austeridade diante da crise, congelaram ou mesmo cortaram gastos públicos, contribuindo para a redução do acesso aos serviços preventivos de saúde, sobretudo dentre as pessoas economicamente mais vulneráveis, bem como para o aumento dos gastos privados e a expansão da privatização dos serviços de saúde.

Giovanella e Stegmüller (2014), comparando as reformas recentes realizadas em três países europeus, concluíram que a crise financeira acentuou tendências de acionamento de medidas baseadas na restrição de gastos públicos e suas consequências, tais como redução de gastos com pessoal e instituição ou elevação de copagamentos, e, em alguns casos, exclusão de coberturas, particularmente na Espanha. Outro enfoque, as repercussões da crise financeira sobre o uso de cuidados médicos de rotina, foi objeto de inquérito realizado em países afluentes, em 2009. O impacto nos EUA foi significativamente maior do que o observado em Canadá, França, Alemanha e Reino Unido. Enquanto mais de 25% dos americanos relataram reduzir o uso de tais cuidados, a proporção variou entre 5% e 12% dos entrevistados canadenses, franceses, alemães e britânicos, sugerindo que os sistemas de saúde podem desempenhar papéis decisivos como anteparo aos choques econômicos (Lusardi, 2015).

O trabalho de Wenzl, Naci e Mossialos (2017) teve como objetivo fornecer um arcabouço para a avaliação das mudanças implementadas nas políticas de saúde em uma amostra de países europeus desde 2008, em resposta à crise econômica. Dentre os 45 tipos de políticas adotadas neste período, 26 foram relacionados às mudanças na cobertura e no acesso aos serviços de saúde; oito estavam relacionados à redução de preço; cinco relacionadas às mudanças na estrutura do fornecedor; cinco estavam diretamente relacionadas às mudanças na prestação ou na qualidade dos serviços; e uma era relacionada à mudança em ministérios ou agências governamentais. Para os autores, as políticas que tiveram como objetivo reduzir custos, restringindo a cobertura e o acesso aos serviços, provavelmente irão diminuir a equidade e terão efeitos incertos sobre a eficiência, principalmente em longo prazo.

Em revisão integrativa que buscou analisar a repercussão da crise financeira global na equidade em saúde e na efetividade em comparações internacionais de eficiência dos sistemas de saúde, Schenkman e Bousquat (2019) identificaram que o aumento da privatização dos serviços ou das seguradoras de saúde no contexto de crise financeira trouxe riscos à equidade em saúde. Segundo as autoras, os efeitos da austeridade e da financeirização do capital sobre a igualdade foram deletérios e prejudicaram a implementação da saúde como direito em diversos países, principalmente após a crise.

A crise econômica, intensificada no Brasil a partir de 2014, produziu efeitos negativos no sistema de saúde brasileiro, com a restrição de recursos financeiros ao SUS e o congelamento de gastos até 2036.

Estudo que analisou os efeitos das crises econômicas e política e das medidas de austeridade sobre o sistema de saúde identificou que entre 2000 e 2014, o período anterior à crise, o gasto total com saúde aumentou de 7,0% para 8,3% do PIB, e a cobertura da estratégia de saúde da família passou de 7,6% para 58,2%. No entanto, a partir de 2015 o gasto per capita com saúde pública diminuiu, assim como a cobertura de plano de saúde, e aumentaram as mortes por causas violentas e surtos de doenças infecciosas. Dessa forma, as políticas de austeridade associadas a crises econômicas e políticas geraram impactos prejudiciais para o sistema de saúde, as populações mais pobres e vulneráveis (Massuda et al., 2018).

Pesquisa sobre os efeitos da recessão econômica nos municípios do Brasil identificou associação entre desemprego e aumento da mortalidade entre 2012 e 2017, principalmente entre negros, pardos, homens e indivíduos entre 30 e 59 anos de idade, com exceção dos municípios que possuíam maiores gastos com saúde e proteção social, nos quais não foi observada associação entre mortalidade e recessão econômica (Hone et al., 2019).

Ao comparar os efeitos da crise econômica entre dois estados brasileiros com características desiguais, Andrietta e colaboradores (2020) verificaram que a desaceleração macroeconômica foi mais intensa no estado com melhor condição socioeconômica, tendo ocorrido redução dos gastos públicos e da cobertura de seguros privados, embora o gasto privado com saúde tenha aumentado. No estado com menor condição socioeconômica, o gasto público em saúde manteve-se no patamar anterior à crise, sugerindo que o impacto das crises econômicas foi sentido de forma diferenciada no sistema de saúde, a depender das condições pré-existentes, do setor privado e dos mecanismos de financiamento locais que compensaram o impacto esperado da crise sobre os serviços assistenciais para os mais pobres.

Em 2020, a economia global foi gravemente afetada pela pandemia de coronavírus, que acarretou a maior contração do PIB e do comércio desde a grande depressão nos anos 1930. Problemas estruturais e crônicos da economia mundial ficaram ainda mais expostos. Os impactos econômicos, sociais e sanitários da pandemia aprofundaram as desigualdades existentes em países da América Latina (CEPAL, 2020).

A influência das condições socioeconômicas no curso da Covid-19 foi avaliada em estudo realizado por Rocha e colaboradores (2021), no qual foi constatado que a disseminação inicial e a mortalidade foram mais intensas em regiões do Brasil com maior vulnerabilidade socioeconômica e escassez de recursos hospitalares, tanto no setor público quanto no privado, corroborando os achados de que a crise econômica e a pandemia agravaram as inequidades na saúde.

CRISE ECONÔMICA E PLANOS DE SAÚDE

No que se refere especificamente ao impacto da crise de 2008 no setor de seguros, incluindo os de saúde, sugere-se que os efeitos sobre as grandes seguradoras americanas, ainda que expostas diretamente ao epicentro dos problemas do mercado imobiliário, tenha sido limitado. A propagação da crise parece não ter ameaçado a solvência do setor de seguros (Capgemini, 2017; Capgemini; Efma, 2015). Apesar de os riscos relacionados com o mercado de créditos e hipotecas terem sido revelados e as pressões sobre segmentos específicos do setor de seguros, como aqueles associados a bancos de investimentos, terem sido diferenciadas (Schich, 2009), observa-se que a crise não afetou países e regiões homogeneamente. O ambiente macroeconômico para a expansão de seguradoras internacionais, em grande parte do mundo, foi favorável, em função da elevação do PIB em determinados países à época, bem como da expansão das demandas para contratos de garantias envolvendo propriedades, acidentes, vida e saúde (Santenac et al., 2021).

Constata-se, adicionalmente, que o cenário propício à expansão dos seguros — aliado às recomendações para a introdução de esquemas assistenciais baseados no pré-pagamento a organizações e empresas comunitárias, filantrópicas e privadas em países em desenvolvimento; e à expansão de coberturas, por meio da adesão a planos privados de saúde promulgada pelo Obamacare — contribuiu para a alavancagem de mercados baseados na lógica dos riscos privados e na reorganização de grandes seguradoras de saúde. As operações para aquisição e fusão de empresas envolvendo valores da ordem dos bilhões, sob a justificativa de "reduzir custos operacionais", ilustram o dinamismo do mercado norte-americano (Gerencher, 2015; Brown; Webb, 2021).

No Brasil, sugere-se a ocorrência desse mesmo fenômeno evidenciado entre as seguradoras americanas, no qual as grandes empresas mantêm desempenho favorável durante períodos econômicos recessivos (Costa; Bahia, 2022).

CRISE SANITÁRIA: A PANDEMIA DE COVID-19 NO BRASIL

A pandemia de Covid-19 deflagrou uma crise sanitária global sem precedentes e mobilizou os sistemas de saúde de diversos países, que direcionaram esforços para o controle de casos e óbitos. A capacidade de resposta de um país pode ser medida por fatores como planejamento e organização das ações, financiamento, níveis de isolamento social adotados e pela expansão da oferta de leitos para prestação da assistência aos casos suspeitos e confirmados.

Parte da literatura científica nacional e internacional da área de políticas de saúde voltou-se à análise das instalações hospitalares e dos recursos disponíveis frente às projeções de avanço da pandemia. Tais estudos apontaram a necessidade de ampliar o número de leitos e de reforçar as medidas de isolamento social, a fim de reduzir a velocidade de transmissão do vírus e diminuir a pressão sobre os sistemas de saúde (Moghadas et al., 2020; Noronha et al., 2020; Weissman et al., 2020).

O primeiro caso de Covid-19 foi diagnosticado no país em fevereiro de 2020 (Brasil, 2020a). A disseminação da doença se alastrou a partir das capitais e ocorreu aumento vertiginoso do número de casos entre março e abril, sem que o sistema de saúde estivesse devidamente preparado para absorver os pacientes, o que acarretou formação de filas de pacientes em unidades hospitalares e não hospitalares à espera de leitos de UTI (Cerqueira; Thomas; Bruno, 2020). No início de outubro, passados quase oito meses do diagnóstico do primeiro caso, o Brasil continuava enfrentando os efeitos da primeira onda da doença — ultrapassou a marca de cinco milhões de casos confirmados e 150 mil óbitos (Brasil, 2020a), mantendo-se entre os países que apresentavam pior desempenho quanto à capacidade de resposta à Covid-19.

No início da pandemia, foi proposta a unificação dos leitos de internação e de UTI públicos e privados por entidades cientificas e movimentos sociais. A proposta consistiu na criação de um sistema nacional para regulação de vagas que seria articulado entre o Ministério da Saúde e as secretarias de Saúde dos estados, a fim de garantir atendimento igualitário a todos os cidadãos com suspeita ou diagnóstico de Covid-19 (ABRASCO, 2020; GEPS; GPDES, 2020a; Vidas Iguais, 2020). No entanto, a medida não foi adotada pelo governo federal, mesmo no momento crítico que algumas capitais enfrentavam diante do aumento do número de casos e da formação de filas à espera de leitos de UTI públicos para internação.

A principal estratégia que os países que nos antecederam no enfrentamento da Covid-19 encontraram para diminuir a disseminação foi o distanciamento social (Ferguson et al., 2020) e, após o controle e a diminuição constante do número de casos, o retorno gradual e programado de determinadas atividades econômicas (Leung et al., 2020; WHO, 2020a).

No Brasil, a estratégia de isolamento social não foi plenamente adotada e, no mês de junho de 2020, deu-se início à flexibilização do isolamento em algumas localidades, sem que os requisitos preconizados pela Organização Mundial da Saúde (OMS) para suspensão gradativa das medidas de isolamento tenham sido observados (WHO, 2020a; Fiocruz, 2020). O acesso a leitos foi utilizado como principal parâmetro para flexibilizar o isolamento social (Rio de Janeiro, 2020; São Paulo, 2020), de modo que, havendo leito disponível, a flexibilização era permitida independentemente de critérios epidemiológicos.

Segundo publicação do European Observatory on Health Systems and Policies, resiliência do sistema de saúde em contextos de crise é a capacidade de se preparar para gerenciar e aprender com as situações de grande impacto no sistema de saúde, sendo que gerenciar envolve absorver, adaptar e transformar. Um ciclo de grande impacto, denominado choque, tem quatro estágios: 1 – preparação; 2 – choque inicial e alerta; 3 – impacto do choque e gestão; 4 – recuperação e aprendizagem (Thomas et al., 2020).

A fim de aumentar a resiliência, os sistemas de saúde precisam fortalecer suas estratégias de atuação relacionadas aos seguintes aspectos:

- **GOVERNANÇA:** liderança efetiva e participativa, capacidade de comunicação e coordenação para resposta à crise, sistemas e fluxo de informação eficazes e vigilância para detecção oportuna de choques e seus impactos;
- **FINANCIAMENTO:** garantir recursos suficientes no sistema; flexibilidade para realizar compras e realocar fundos de acordo com as necessidades para ampliação da cobertura;
- **RECURSOS:** distribuição adequada de recursos humanos e físicos, capacidade de lidar com um aumento repentino da demanda e força de trabalho motivada;
- **PRESTAÇÃO DE SERVIÇOS:** opção por abordagens alternativas e flexíveis para promover o cuidado.

A avaliação dessas estratégias permite que os países identifiquem potenciais e vulnerabilidades para elaborar o plano de ação, a fim de aumentar a capacidade de resposta e a resiliência. Analisar as experiências de outros países contribui com lições para os formuladores de políticas. Dessa forma, a resiliência pressupõe a capacidade de se preparar, aprender com o choque e viabilizar a recuperação e a preparação para futuros choques.

Tendo em vista a premência de viabilizar atendimento célere e oportuno durante a pandemia, tornou-se relevante analisar a capacidade de resposta do sistema de saúde diante da situação de emergência trazida pela doença causada pelo coronavírus, além de avaliar a oferta e o acesso a serviços de saúde públicos e privados no Brasil.

PRINCÍPIOS QUE REGEM OS SISTEMAS DE SAÚDE

Os sistemas de saúde podem ser regidos por princípios igualitários ou pelo modelo baseado no liberalismo econômico. A visão igualitária é pautada no acesso aos cuidados em saúde como direito do cidadão, o qual não deveria ser influenciado por critérios de renda e riqueza. Já na visão liberal, o acesso aos cuidados em saúde é racionado pela capacidade de pagar, visto como parte do sistema de recompensa da sociedade. Assim, o indivíduo pode usar a sua renda para ter acesso a melhores cuidados em saúde (Williams, 1993 apud Wagstaff; Doorslaer, 2000).

Questões econômicas, políticas e ideológicas influenciaram o desenvolvimento de sistemas de proteção social em países europeus. Os sistemas pautados no liberalismo são baseados na assistência aos pobres e, portanto, são residuais. Caracterizam-se pela cidadania invertida, tal como denominado por Paim e Silva (2010).

A visão liberal predomina na configuração do sistema de saúde estadunidense. No Brasil, os princípios igualitários estão presentes na formatação do sistema público de saúde de acesso universal, embora cerca de um quarto da população esteja vinculada a planos privados (IBGE, 2020; ANS, 2024a).

A partir dessa inspiração teórica, depreende-se que a conformação do sistema de saúde brasileiro foi marcada pela combinação de ambos os modelos, tendo em vista que o SUS preconiza o acesso universal aos cuidados em saúde como direito do cidadão, enquanto no setor privado o acesso à saúde é condicionado à possibilidade de pagamento.

Embora a equidade não esteja relacionada dentre os princípios do SUS estabelecidos na Constituição Federal e na Lei Orgânica da Saúde — igualdade, universalidade e integralidade —, o termo é utilizado em documentos técnicos e normativos como sinônimo de igualdade (Paim; Silva, 2010).

Igualdade e equidade são consideradas como sendo princípios opostos para as desigualdades socioeconômicas e de saúde. No caso do acesso aos serviços de saúde, as grandes desigualdades poderiam perdurar caso os desiguais fossem tratados de forma igual. Dessa forma, a equidade visa à melhor distribuição dos recursos e à priorização dos que mais necessitam, a fim de alcançar a igualdade. Além disso, a equidade possibilita alcançar a justiça, a partir da prestação de serviços que buscam atender às necessidades de um grupo ou uma categoria alvo das intervenções (Paim; Silva, 2010).

Culyer e Wagstaff (1993) analisaram quatro definições de equidade nos cuidados em saúde, quais sejam: igualdade de utilização, distribuição de acordo com a necessidade, igualdade de acesso e igualdade de saúde, descritas a seguir.

A igualdade de utilização envolve a igualdade de despesas per capita e a priorização da alocação orçamentária, não levando em consideração a necessidade de saúde (Culyer; Wagstaff, 1993).

A distribuição de acordo com a necessidade, frequentemente encontrada na literatura e em documentos de política, encontra obstáculos devido à falta de uma definição clara sobre o significado de necessidade. Uma versão define que pessoas que têm necessidades iguais devem ser tratadas da mesma forma, enquanto a segunda versão destaca que pessoas com maiores necessidades devem ser tratadas de forma mais favorável. Com isso, os autores propõem uma nova definição de "necessidade": pessoas em situação de desigualdade precisam ser tratadas de forma proporcional à desigualdade de necessidades (Culyer; Wagstaff, 1993).

A necessidade é geralmente identificada como a existência de problemas de saúde, ou seja, pessoas que estão doentes têm maior necessidade. A questão, segundo os autores, é que o indivíduo pode precisar de cuidados preventivos de saúde e não estar doente, ou estar doente e precisar de cuidados de saúde mais eficientes (custo-benefício), ou, ainda, estar doente e não precisar de cuidados de saúde (quando não há tecnologia disponível para melhorar sua saúde, a necessidade pode ser de conforto). Dessa forma, os autores consideram que a distribuição de acordo com a necessidade é um princípio anti-igualitário, por dar origem a diferentes distribuições de cuidados em saúde, dependendo da interpretação de necessidade adotada (Culyer; Wagstaff, 1993).

Outra definição para a equidade nos cuidados em saúde é a "igualdade de necessidades marginais satisfeitas", em termos de capacidade de se beneficiar. Nesse caso, as "necessidades" são classificadas conforme a prioridade, e a equidade é a alocação de recursos de forma a atender às necessidades marginais, promovendo igualdade entre regiões, programas e grupos (Culyer; Wagstaff, 1993).

A terceira definição de equidade descrita pelos autores é a "igualdade de acesso". O princípio assume que o acesso aos cuidados de saúde relacionado à necessidade deve ser o mesmo para quem tem necessidades iguais, mas diferente para as pessoas que têm necessidades diferentes. Mas, assim como o termo "necessidade", a definição de "acesso" também não é clara. A "igualdade de acesso" pode ser interpretada como sinônimo de igualdade de utilização, igualdade de oportunidade, igualdade de preços e igualdade de consumo. No entanto, as condições de acesso são influenciadas por fatores como condições socioeconômicas e de renda, além dos custos dos cuidados em saúde. Então, as mesmas condições de acesso não serão garantidas ou, para ter igualdade de acesso, os indivíduos com menos condições financeiras irão sacrificar outros bens para consumir a mesma quantidade de cuidados em saúde (Culyer; Wagstaff, 1993).

Os conflitos entre as diferentes interpretações de acesso são apontados. A igualdade de preços não necessariamente resulta em igualdade de consumo de cuidados de saúde e vice-versa. A igualdade de consumo pode não resultar em igualdade de consumo máximo atingível ou em igualdade de preços. Ainda que a igualdade no consumo máximo de cuidados de saúde seja garantida, o indivíduo com menor renda pode ter alcançado o consumo máximo mediante preços mais baixos (Culyer; Wagstaff, 1993).

A noção de "necessidade" contribui para determinar quais recursos devem ser distribuídos, enquanto o acesso aos cuidados em saúde é importante para a formulação de políticas. A "igualdade de acesso" não é capaz de produzir uma distribuição igualitária da saúde, ainda que seja aplicada apenas àqueles em igual necessidade. No entanto, esse princípio é uma condição necessária para se aproximar de uma distribuição igual de saúde, sendo relevante que a alocação de recursos e tratamentos se dê de forma eficiente (Culyer; Wagstaff, 1993).

Ao considerarem que a saúde é uma condição necessária para o indivíduo "florescer" como ser humano, os autores assumem que uma distribuição justa de saúde é uma distribuição igual. Nesse contexto, argumentam que a igualdade de saúde deve ser o princípio dominante e que a equidade em saúde implica oferecer o cuidado de forma a alcançar uma distribuição igualitária da saúde. A equidade na atenção à saúde implica distribuir a atenção à saúde de modo a equalizar a saúde (Culyer; Wagstaff, 1993).

JUSTIFICATIVAS

Desde o início da crise econômica originada nos EUA, diversos estudos, especialmente em países europeus, propuseram-se a analisar as consequências da crise financeira e da austeridade fiscal sobre aspectos relacionados à saúde e aos sistemas de saúde. Os efeitos da pandemia de Covid-19 sobre os sistemas de saúde também têm sido pesquisados. No entanto, os impactos das crises econômicas e da crise sanitária sobre o mercado privado de saúde, bem como as consequências para o sistema de saúde brasileiro, ainda são pouco explorados.

O Brasil dispõe de pesquisas sobre condições de vida e saúde e sobre os efeitos da crise econômica e das medidas fiscais restritivas no financiamento da saúde. Contudo, diante dos indícios de desempenho favorável das empresas de planos e seguros de saúde durante períodos econômicos recessivos, em um contexto de redução de recursos públicos para o SUS, torna-se relevante avançar nos estudos sobre os impactos das crises financeira e sanitária global no sistema de saúde.

Toda a trajetória do setor privado de saúde até os tempos atuais de crise econômica se pauta por propostas e estratégias que buscam criar novos arranjos, a fim de diversificar o mercado, preservar os ganhos financeiros e alavancar a venda de planos e seguros de saúde para a população. Identificar tais ações e estratégias permite ampliar a compreensão e o leque de análises relacionadas às disparidades entre o público e o privado na saúde, relacionadas ao financiamento, à distribuição de recursos e ao acesso aos cuidados.

Diante da crise econômica, o debate sobre a sustentabilidade dos sistemas de saúde — mobilizado por governos, sociedade civil e organismos multilaterais — foi intensificado nos últimos tempos, girando em torno de financiamento da saúde, acesso, cobertura e organização dos sistemas, vertentes estas que permitem analisar se os direcionamentos governamentais adotados ao longo dos anos se coadunam com o princípio da universalidade que norteou o arcabouço jurídico-legal do sistema de saúde no Brasil e em outros países da América Latina.

Em um contexto de restrição de recursos públicos, torna-se imprescindível avaliar as consequências das crises econômica e sanitária sobre o sistema de saúde, tendo como objeto as repercussões para os setores público e privado, com foco na suscetibilidade das empresas de planos e seguros de saúde aos ciclos econômicos e na consequente instabilidade para o sistema de saúde brasileiro. Busca-se ampliar a compreensão sobre as especificidades da crise e seus efeitos no sistema de saúde no Brasil e identificar aspectos que nos aproximam ou nos afastam do princípio de universalidade do SUS.

O pressuposto que serve como fio condutor para as análises realizadas no âmbito do presente livro é o da conformação de uma complexa tendência de reorganização e expansão de arranjos privados financeirizados, que visam ao fortalecimento do setor privado de saúde, em diferentes ciclos econômicos e durante a crise sanitária deflagrada pela pandemia de Covid-19. Tal fato ocorre com apoio governamental em detrimento do SUS público, impedindo a consolidação da universalidade nos termos preconizados na Constituição Federal e na Lei Orgânica da Saúde.

ESTRATÉGIAS PARA EXPANSÃO DO MERCADO PRIVADO DE SAÚDE NO BRASIL EM TEMPOS DE CRISE ECONÔMICA E SANITÁRIA:

AÇÕES GOVERNAMENTAIS E PROTAGONISMO DAS EMPRESAS DE PLANOS E SEGUROS DE SAÚDE

A crise econômica intensificada no Brasil a partir de 2014 produziu efeitos negativos no sistema de saúde brasileiro, que sofre com o contingenciamento de gastos públicos preconizado pela Emenda Constitucional nº 95, a qual congelou gastos sociais por 20 anos até 2036 (Brasil, 2016a). O país possui um sistema universal e público de saúde, o Sistema Único de Saúde (SUS), e forte presença do setor privado, que atua tanto na prestação de assistência à saúde mediante a contratação de serviços pelo SUS quanto pelas empresas de planos de saúde.

Considerando que a crise mundial de 2008, iniciada nos Estados Unidos, não teve impacto negativo para a economia brasileira, o número de consumidores continuou aumentando. Somente a partir de 2014, com a recessão econômica instalada no Brasil, o setor privado de saúde sofreu impacto, com leve redução do número de consumidores, tendo em vista o aumento do desemprego, que impactou na redução dos planos coletivos por trabalhadores formais e na perda dos planos individuais por profissionais autônomos e clientes que não tiveram condições de continuar arcando com as mensalidades elevadas. Ainda assim, o setor conseguiu preservar sua fatia de mercado, mantendo receitas e, inclusive, voltando a apresentar crescimento no ano da pandemia de Covid-19 e de aprofundamento da crise econômica no país, fenômeno que merece ser estudado para sua melhor compreensão.

Em toda a trajetória do setor privado de saúde até os tempos atuais de crise econômica, são evidenciadas propostas e estratégias que buscam criar novos arranjos a fim de diversificar o mercado e alavancar a venda de planos e seguros de saúde para a população. Nesse sentido, o objetivo do presente capítulo foi sistematizar e analisar as estratégias do setor privado de saúde adotadas ao longo dos anos para sua preservação, expansão e diversificação, bem como ações governamentais voltadas para esse setor, contextualizando com o cenário de crise econômica enfrentado pelo país e a crise sanitária deflagrada pela pandemia de Covid-19.

Trata-se de estudo descritivo que incluiu o levantamento de informações sobre as estratégias que promovem a expansão do setor de planos privados de saúde, a partir de revisão da literatura e extensa pesquisa bibliográfica e documental, bem como análise de informações. Nesse contexto, procedeu-se à pesquisa de artigos e publicações em bases de dados eletrônicos, sítios de busca na internet, consultas a documentos oficiais disponíveis em fontes governamentais de órgãos dos Poderes Executivo, Legislativo e Judiciário no Brasil, e buscas por notícias correlatas, veiculadas pelas mídias especializada e comercial, que versaram sobre a temática em questão. Além disso, foram levantadas as propostas provenientes de entidades representativas do segmento privado de saúde, configurando o leque de estratégias que visaram resguardar os interesses do setor.

As atividades do Poder Executivo foram analisadas a partir da atuação da Agência Nacional de Saúde Suplementar (ANS), agência reguladora vinculada ao Ministério da Saúde brasileiro, responsável por promover a defesa do interesse público na assistência suplementar à saúde e regular as empresas de planos e seguros privados de saúde que atuam no país (Brasil, 2000a).

As estratégias subsidiadas com recursos públicos agrupam ações governamentais que favorecem a expansão e a disseminação do setor privado em detrimento do sistema público de saúde.

Foram obtidos os valores relacionados aos gastos tributário total, com saúde, e referentes às rubricas "Despesas Médicas" e "Assistência Médica, Odontológica e Farmacêutica a Empregados", no Imposto de Renda de Pessoa Jurídica (IRPJ), de 2006 a 2024, de acordo com informações da Receita Federal (Brasil, 2022a, 2024a). Os gastos tributários exclusivamente com planos de saúde, de 2007 a 2018, foram obtidos por meio de dados da Receita Federal constantes em publicação do Conselho de Monitoramento e Avaliação de Políticas Públicas (2020), composto pelos secretários-executivos do Ministério da Economia, da Casa Civil e da Controladoria Geral da União.

Realizou-se o levantamento de informações sobre os valores das cobranças e pagamentos dos valores de ressarcimento ao SUS por meio de consulta a bases de dados secundários e informações disponibilizadas pela ANS (2022a, 2022b, 2021d, 2021e, 2020a, 2020b), inclusive os valores cobrados e não devolvidos pelas empresas de planos de saúde ao Fundo Nacional de Saúde (FNS).

Todos os valores foram deflacionados para Reais de 31 de dezembro de 2021 pelo Índice de Preços ao Consumidor Amplo (IPCA) (IBGE, 2022), principal indicador de inflação utilizado no Brasil.

As estratégias normativas dizem respeito tanto a brechas existentes na legislação, as quais favorecem a ampliação do setor, quanto a propostas normativas que foram debatidas ou que ainda estão em andamento e têm relação com as ações do governo direcionadas ao segmento privado.

Foram consideradas estratégias para preservação do mercado tradicional/habitual os mecanismos adotados pelas empresas no sentido de conter custos e despesas assistenciais. A fim de confirmar essa relação, obteve-se, a partir de consulta e análise de dados divulgados pela ANS, o número de reclamações de consumidores de planos de saúde junto ao órgão regulador no período de janeiro de 2015 a julho de 2024 (ANS, 2021a, 2024b), assim como de procedimentos realizados por prestadores de serviços glosados pelas empresas de planos de saúde (ANS, 2021e, 2024c), para avaliar o panorama a partir da crise econômica e sanitária.

Foram ainda contempladas as propostas apresentadas durante a pandemia de Covid-19 no país, período no qual ocorreu aumento da atuação política do segmento privado em busca de novas possibilidades de atuação e flexibilização das regras existentes.

O presente estudo teve como escopo as empresas de planos de saúde e, portanto, não incluiu a abordagem sobre os recursos públicos destinados à contratação de prestadores privados para assistência à saúde no SUS, embora tal prática se constitua como outra forma de subsídio estatal que colabora para a expansão do setor privado no país.

Além disso, não se pretendeu esgotar o referencial teórico sobre os temas, dada a amplitude da análise e dos diversos assuntos abordados, mas estruturar o leque de estratégias adotadas e ações postas em prática em prol da expansão do mercado privado de saúde no Brasil.

ESTRATÉGIAS PRÉ E PÓS-CRISE ECONÔMICA

A partir da leitura de todo o referencial teórico e da análise dos dados obtidos, as estratégias utilizadas para preservação e expansão do mercado privado de saúde foram agrupadas em seis dimensões, quais sejam: estratégias subsidiadas com recursos públicos, estratégias normativas, estratégias para preservação do mercado tradicional/habitual, estratégias para alavancagem do mercado, estratégias para diversificação e ampliação do mercado e atuação política e social.

As estratégias e suas respectivas dimensões encontram-se sistematizadas na representação esquemática apresentada na figura 1 e discriminadas de acordo com o período de início — pré ou pós-crise econômica de 2014.

Para fins de apresentação, a exposição dos temas foi organizada a partir das dimensões aqui delineadas. A análise sintetiza o detalhamento das estratégias iniciadas antes da crise e que permaneceram vigentes no período posterior.

ESTRATÉGIAS SUBSIDIADAS COM RECURSOS PÚBLICOS

Gasto tributário e isenções fiscais para empresas de planos de saúde

Apesar de a trajetória de financiamento do sistema público de saúde brasileiro ser marcada pela escassez de recursos e por uma instabilidade nos fluxos financeiros, as deduções e isenções fiscais são largamente utilizadas como políticas de incentivo ao desenvolvimento do setor privado.

A concessão de benefícios tributários como instrumento político de indução da alocação de recursos já vem sendo adotada, a partir de leis e decretos, desde o início da década de 1960. Tais benefícios se voltavam ao atendimento de políticas públicas específicas, com vistas a estimular o desenvolvimento de determinados grupos, setores econômicos ou regiões do país (Sayd, 2003).

Segundo a Receita Federal do Brasil (RFB), o sistema tributário possui desonerações, definidas da seguinte forma (Brasil, 2019a, p. 5):

FIGURA 1. ESTRATÉGIAS PARA PRESERVAÇÃO, EXPANSÃO E DIVERSIFICAÇÃO DO MERCADO PRIVADO DE PLANOS DE SAÚDE, IMPLEMENTADAS ANTES E DEPOIS DA CRISE ECONÔMICA INICIADA EM 2014, NO BRASIL

<table>
<tr><th></th><th>ESTRATÉGIAS PRÉ-CRISE ECONÔMICA</th><th>ESTRATÉGIAS PÓS-CRISE ECONÔMICA</th></tr>
<tr><td>ESTRATÉGIAS SUBSIDIADAS COM RECURSOS PÚBLICOS</td><td colspan="2">• Gasto tributários e isenções fiscais para empresas de planos de saúde
• Descontos em débitos inscritos em dívida ativa da União
• Desconto em multas aplicadas pela agência reguladora
• Liberação de créditos junto a instituições públicas
• Patrocínio parcial de planos privados para servidores públicos
• (Não) Ressarcimento de empresas de planos de saúde ao SUS e existência de clientes em locais que apresentam vazios assistenciais</td></tr>
<tr><td>ESTRATÉGIAS NORMATIVAS</td><td>• Projeto de Lei que altera o marco regulatório do setor privado de saúde
• Planos coletivos por adesão e falsos coletivos</td><td>• Proposta de alteração de norma sobre franquia e coparticipação
• Política Nacional de Saúde Suplementar para o Enfrentamento da Pandemia da Covid-19 (PNSS)</td></tr>
<tr><td>ESTRATÉGIAS PARA PRESERVAÇÃO DO MERCADO TRADICIONAL/ HABITUAL</td><td colspan="2">• Negativas de cobertura
• Glosas a prestadores de serviço</td></tr>
<tr><td>ESTRATÉGIAS PARA ALAVANCAGEM DO MERCADO</td><td colspan="2">• Formação de oligopólios: fusões e aquisições como estratégia de mercado
• Abertura da saúde ao capital estrangeiro
• Financeirização da saúde</td></tr>
<tr><td>ESTRATÉGIAS PARA DIVERSIFICAÇÃO E AMPLIAÇÃO DO MERCADO</td><td>• Promoção da saúde e prevenção de doenças</td><td>• Medicina de família e atenção primária à saúde
• Proposta de planos "acessíveis" ou "populares"
• Telemedicina</td></tr>
<tr><td>ATUAÇÃO POLÍTICA E SOCIAL</td><td colspan="2">• Estratégia de lobby
• Investimento em estudos e educação
• Estratégias de mídia, propaganda e imaginário social</td></tr>
</table>

FONTE: elaboração própria para sistematizar as estratégias após análise do referencial teórico consultado e dos dados obtidos.

> São consideradas desonerações tributárias todas e quaisquer situações que promovam presunções creditícias, isenções, anistias, reduções de alíquotas, deduções, abatimentos e diferimentos de obrigações de natureza tributária.

A instituição define as finalidades das desonerações tributárias (Brasil, 2019a, p. 5-6):

> Tais desonerações, em sentido amplo, podem servir para diversos fins. Por exemplo:
>
> a) simplificar e/ou diminuir os custos da administração;
> b) promover a equidade;
> c) corrigir desvios;
> d) compensar gastos realizados pelos contribuintes com serviços não atendidos pelo governo;
> e) compensar ações complementares às funções típicas de Estado desenvolvidas por entidades civis;
> f) promover a equalização das rendas entre regiões; e/ou,
> g) incentivar determinado setor da economia.
>
> Nos casos das alíneas "d", "e", "f" e "g", essas desonerações irão se constituir em alternativas às ações políticas de Governo, ações essas que têm como objetivo a promoção do desenvolvimento econômico ou social, não realizadas no orçamento, mas, sim, por intermédio do sistema tributário. Tal grupo de desonerações irá compor o que se convencionou denominar de "gastos tributários".

Três princípios integram a estrutura de um sistema tributário (Brasil, 2019a, p. 6):

> 1. Contribuintes em situações equivalentes devem estar sujeitos a obrigações similares (equidade);
> 2. Contribuintes com maior renda podem estar sujeitos a obrigações mais que proporcionais que os de menor renda (progressividade); e
> 3. A tributação não deve alterar a alocação dos recursos na economia (neutralidade).

Toda desoneração que não obedece aos princípios identificados no sistema tributário de referência é considerada como gasto tributário, assim definido (Brasil, 2019a, p. 7):

> Gastos tributários são gastos indiretos do governo realizados por intermédio do sistema tributário, visando a atender objetivos econômicos e sociais e constituem-se em uma exceção ao sistema tributário de referência, reduzindo a arrecadação potencial e, consequentemente, aumentando a disponibilidade econômica do contribuinte. Assim, pode-se dizer que os gastos tributários podem ter caráter compensatório, quando o governo não atende adequadamente a população quanto aos serviços de sua responsabilidade, ou caráter incentivador, quando o governo tem a intenção de desenvolver determinado setor ou região.

Dessa forma, as políticas de desoneração tributária representam gastos indiretos do Estado com incentivo à iniciativa privada e ocorrem como forma de compensar os contribuintes pela deficiência do Estado em prover determinados serviços (Alves, 2018).

Embora o sistema de saúde brasileiro seja definido constitucionalmente como universal e integral, o setor privado prestador é financiado pela compra estatal de serviços, enquanto o segmento de empresas de planos de saúde é fortemente subsidiado pelo Estado por meio da renúncia fiscal (Santos; Ugá; Porto, 2008).

As empresas de planos e seguros de saúde no Brasil são beneficiadas por políticas de desoneração fiscal voltadas para o estímulo à demanda e à oferta de planos de saúde. Pelo lado da demanda, tem-se a possibilidade de dedução de valores da base de cálculo no Imposto de Renda (IR), tanto o Imposto de Renda de Pessoa Física (IRPF) quanto o Imposto de Renda de Pessoa Jurídica (IRPJ). No que tange à oferta, as empresas beneficiam-se da isenção legal para determinados tributos. Outra forma de desoneração é a política de parcelamento especial de tributos, o Refis, o qual apresenta condições muito favoráveis aos devedores (Alves, 2018).

Importante destacar que políticas de desoneração instituídas em qualquer tributo ou setor da economia geram gasto tributário, uma vez que o Estado deixa de arrecadar (Alves, 2018). Ademais, as deduções e isenções tributárias e fiscais contribuem para o aumento da lucratividade dessas empresas, além de se constituírem em estímulos para a expansão do mercado privado de saúde.

As deduções fiscais no IR relacionadas ao setor saúde compõem o gasto tributário em saúde e são legalmente concedidas pelo governo às famílias e aos empregadores e abarcam tanto pessoas físicas quanto jurídicas. As deduções do IRPF são relativas a despesas com planos de saúde, hospitais e clínicas no Brasil e no exterior e profissionais de saúde no Brasil e no exterior (médicos, dentistas, psicólogos, fisioterapeutas, terapeutas ocupacionais e fonoaudiólogos), enquanto as deduções do IRPJ se referem aos gastos com despesas médicas, odontológicas e farmacêuticas dos empregadores. Não há limites para as deduções de despesas com saúde no IR (Brasil, 2019a, 2019b). Tais deduções constituem gastos tributários por serem entendidas como política de saúde e por se tratar de compensação dos gastos realizados pelos contribuintes em serviços não atendidos em sua totalidade pelo Estado (Brasil, 2019a).

No período de 2006 e 2024, o gasto tributário federal passou de 2,80% do PIB para 4,44% do PIB. Do total de R$ 512 bilhões de gastos tributários projetados para 2024, aproximadamente R$ 50 bilhões eram relativos à saúde. A projeção para 2024 é de R$ 9,7 bilhões desse tipo de gasto. No que se refere ao gasto tributário com despesas médicas no IRPF, o montante superou R$ 20 bilhões em 2021. As projeções para os anos seguintes também superam essa marca, alcançando R$ 26,7 na projeção para o ano de 2024 (Brasil, 2022a, 2024a).

De acordo com levantamento realizado no âmbito do presente estudo, a partir da análise de dados relativos aos períodos pré e pós-crise econômica, deflacionados para Reais de 31 de dezembro de 2021 IPCA, o gasto tributário relacionado à assistência médica a empregados no IRPJ duplicou entre 2007 e 2018, passando de R$ 4,7 bilhões para R$ 10 bilhões. No mesmo período, os gastos tributários relativos especificamente às despesas de pessoas físicas com planos de saúde cresceram 78%, tendo saltado de R$ 8 bilhões, em 2007, para R$ 14,3 bilhões, em 2018. Entre 2007 e 2014, a renúncia fiscal com planos de saúde representou, em média, 60% do total de despesas médicas no IRPF. Já entre 2015 e 2018, esta proporção subiu para 70%, em média. Considerando todo o período de 2007 a 2018, os gastos tributários com planos de saúde de pessoas físicas somaram mais de R$ 124 bi, representando 64% das "Despesas Médicas" no IRPF (R$ 193 bi) e 24% do gasto tributário total com saúde (R$ 507 bi).

Diversas análises também demonstram a trajetória crescente da renúncia fiscal em saúde (Andreazzi; Ocké-Reis, 2007; Piola et al., 2010; Ocké-Reis, 2013, 2014, 2018; Ocké-Reis; Fernandes, 2018; Mendes; Weiller, 2015). Estudos apontam, ainda, desigualdades na concessão de isenções fiscais, as quais beneficiam contribuintes com maior nível de renda, principalmente a parcela mais rica da população, e regiões do país mais favorecidas (Tesouro Nacional, 2018; Brasil, 2019b, 2019c).

Diante do cenário em questão, evidencia-se que as isenções tributárias em saúde, no Brasil, além de reduzirem a arrecadação do Estado, favorecem a expansão do setor privado de saúde ou sua permanência, independentemente dos ciclos econômicos. Inclusive, as renúncias para empresas de planos de saúde e as deduções fiscais para os segmentos de mais alta renda pelo uso de serviços privados foram mantidas nos períodos de crise econômica, embora tenham sido adotadas medidas de ajuste fiscal por meio da EC 95 /2016, que determinou o corte de gastos públicos com saúde. A EC 126/2022, revogou o teto de gastos e estabeleceu a substituição por um novo regime fiscal, futuramente instituído pela Lei Complementar nº 200/2023 (Brasil, 2023a).

As desigualdades geradas pelo sistema tributário brasileiro não se expressam somente na saúde. Análise dos benefícios tributários totais concedidos em 2015 demonstrou que os estados mais pobres receberam menos de um terço da média nacional dos subsídios per capita. Tais subsídios reduzem não só a arrecadação, mas também os recursos destinados aos entes subnacionais para execução de políticas públicas, incluindo saúde e educação (Brasil, 2019c).

Bahia (2018) considera que não há precisão sobre valores de repasses públicos para o privado, tendo em vista a não existência de registros sobre pagamento direto, assim como sobre todas as fontes de financiamento do setor privado e filantrópico. Para tanto, deve-se considerar a renúncia fiscal, as deduções tributárias com pagamento de planos de saúde, o refinanciamento de dívidas (Refis) e os créditos e empréstimos de entes governamentais.

Torna-se imprescindível dar mais transparência e rever a política de desonerações voltada para as empresas de planos de saúde, bem como as deduções fiscais no IR, tendo em vista que a concessão desses benefícios, além de não se coadunar com os aspectos desejáveis à isenção concedida pelo Estado, agrava o desfinanciamento do SUS.

Desconto em débitos inscritos em dívida ativa da União e em multas

O governo federal estabelece a possibilidade de negociação de débitos inscritos em dívida ativa da União, possibilitando a concessão de desconto, entrada facilitada e prazo ampliado para pagamento para pessoas físicas e jurídicas de direito privado. Os descontos conferidos representam uma modalidade de renúncia fiscal do governo federal.

O Refis (Programa de Retomada Fiscal) representa uma estratégia para facilitar a regularização e a renegociação de dívidas tributárias ou não tributárias de pessoas jurídicas ou físicas com a União. Foi instituído pela Lei nº 9.964, de 10 de abril de 2000 (Brasil, 2000b) e teve novas versões editadas posteriormente, como em 2009, 2014, 2017, 2018 e 2019. Em 2020, houve a ampliação da possibilidade de desconto em débitos inscritos em dívida ativa da União por meio do Refis, a fim de estimular a "retomada da atividade produtiva em razão dos efeitos da pandemia causada pelo coronavírus" (Brasil, 2020a).

O governo federal instituiu diferentes programas de parcelamento ou refinanciamento de débitos administrados pelas autarquias e fundações públicas federais, por períodos determinados. Os Refis processados no âmbito da ANS para parcelamento ou refinanciamento de débitos de operadoras de planos de saúde, mediante legislação específica, foram (ANS, 2017b):

- 2010: o artigo 65 da Lei 12.249/2010[1] estipulou parcelamento, em até 180 meses, dos débitos administrados pelas autarquias e fundações públicas federais e dos débitos de qualquer natureza, tributários ou não tributários, com a Procuradoria-Geral Federal, tendo prazo de adesão até 31/12/2010;
- 2013: o artigo 17 da Lei 12.865/2013[2] reabriu o prazo até 31/12/2013 para a adesão ao parcelamento extraordinário previsto na Lei 12.249/2010;

1. Disponível em: **http://www.planalto.gov.br/ccivil_03/_ato2007-2010/2010/lei/l12249.htm.**
2. Disponível em: **http://www.planalto.gov.br/ccivil_03/_ato2011-2014/2013/lei/l12865.htm.**

- 2014: o artigo 2º da Lei 12.996/2014[3] estipulou novo prazo de adesão para o Refis, previsto pela Lei 12.249/2010, até 25/08/2014. O prazo de adesão foi prorrogado novamente até 01/12/2014 pela Lei 13.043/2014[4];
- 2017: A Lei nº 13.494, de 24 de outubro de 2017[5], instituiu o Programa de Regularização de Débitos Não Tributários (PRD). A ANS editou a Resolução Normativa (RN) nº 425, de 19 de julho de 2017, para débitos não inscritos em dívida ativa, substituída pela RN nº 535, de 02 de maio de 2022[6]. Para os débitos inscritos, a Procuradoria-Geral Federal (PGF) elaborou a Portaria nº 400/2017/PGF[7].

Desconto em multas aplicadas pela agência reguladora

A Agência Nacional de Saúde Suplementar (ANS) tem, entre suas competências legais, a responsabilidade de fiscalizar as atividades das operadoras de planos privados de assistência à saúde e aplicar as penalidades pelo descumprimento da normatização do setor (Brasil, 2000a). Entre as penalidades aplicadas pela ANS às operadoras está a cobrança de multas. Conceitualmente, a aplicação de multas tem entre seus propósitos desestimular o comportamento indesejado (Bobbio, 2007).

A ANS apura infrações cometidas por operadoras de planos privados de saúde por meio de processo administrativo, sendo as condutas infrativas e os respectivos valores de multa estabelecidos em atos normativos. Em 2015, a ANS editou a Resolução Normativa (RN) nº 388, que ampliou as possibilidades de desconto nas multas aplicadas, passando a prever (ANS, 2015a):

---

3. Disponível em: **http://www.planalto.gov.br/ccivil_03/_ato2011-2014/2014/lei/L12996.htm.**

4. Disponível em: **http://www.planalto.gov.br/ccivil_03/_ato2011-2014/2014/lei/l13043.htm.**

5. Disponível em: **http://www.planalto.gov.br/ccivil_03/_ato2015-2018/2017/lei/L13494.htm.**

6. Disponível em: **https://www.ans.gov.br/component/legislacao/?view=legislacao&task=textoLei&format=raw&id=NDIyOQ==.**

7. Disponível em: **https://www.ans.gov.br/images/stories/Plano_de_saude_e_Operadoras/Area_da_Operadora/Compromissos_interacoes_ANS/pagamentos_e_parcelamentos/parcelamento_extraordinario/portaria_pgf_400_2017_dou_20_07.pdf.**

- 40% (quarenta por cento) sobre o valor da multa no caso do pagamento antecipado e à vista, em substituição à apresentação de defesa, desde que a infração não seja de natureza potencialmente coletiva; e
- 80% (oitenta por cento) sobre o valor da multa nas demandas decorrentes de instrumento de solução de conflitos entre beneficiários e operadoras em fase pré-processual (Notificação de Intermediação Preliminar), e adoção das providências necessárias à solução do conflito dentro dos prazos estabelecidos na normatização.

Liberação de créditos junto a instituições públicas

As empresas de planos de saúde, assim como os serviços de saúde públicos e filantrópicos e outros ramos do setor privado de saúde, contam com recursos financeiros provenientes de bancos públicos. Dessa forma, o Banco Nacional de Desenvolvimento Econômico e Social (BNDES), a Caixa Econômica Federal e o Banco do Brasil possuem linhas de crédito que fomentam reformas em instituições hospitalares, expansão de leitos SUS e não SUS e linhas de crédito para capital de giro ou para reestruturação financeira (Saúde Business, 2009; BNDES, 2021; Caixa Econômica Federal, 2020).

Os leitos SUS são destinados a pacientes do SUS e são ofertados por hospitais da rede pública e hospitais sem fins lucrativos (filantrópicos), enquanto os leitos não SUS são disponibilizados por hospitais privados ou sem fins lucrativos que atendem ou não pacientes do SUS.

No período entre 2007 e 2014, o BNDES fomentou a abertura de 5,6 mil leitos SUS e cerca de três mil leitos privados, configurando 15% do número total de leitos privados criados no período (BNDES, 2015; Bahia, 2018) (Quadro 1). Entre 2002 e 2014, 26% dos recursos direcionados para o setor saúde apoiaram a realização de reformas, ampliação e construção de hospitais privados (Bahia, 2018).

Em 2015 e 2016, a instituição financiou a abertura de 1.554 leitos SUS e 439 leitos privados (BNDES, 2018). Entre 2017 e 2019, foram financiados mais 851 leitos não SUS e 31 novas salas cirúrgicas. Com isso, foi estimada a ampliação da capacidade de atendimento de internações em cerca de 84,6 mil pacientes e mais 25,9 mil cirurgias por ano na rede privada de saúde (BNDES, 2019, 2020). Em 2017 e 2018, o BNDES financiou 31% dos novos leitos privados abertos no país (BNDES, 2019) (Quadro 1).

QUADRO 1. EMPRÉSTIMOS CONCEDIDOS PELO BANCO NACIONAL DE DESENVOLVIMENTO ECONÔMICO E SOCIAL A ENTIDADES PÚBLICAS E PRIVADAS DE SAÚDE, NO PERÍODO ANTERIOR E DURANTE A PANDEMIA DE COVID-19

PERÍODO	RECURSOS PARA O SUS	RECURSOS PARA O SETOR PRIVADO DE SAÚDE	VALOR TOTAL DOS EMPRÉSTIMOS (R$)
2007 a 2014	Abertura de 5,6 mil leitos SUS	Abertura de três mil leitos privados, configurando 15% do número total de leitos privados criados no período	–
2015 e 2016	Abertura de 1.554 leitos SUS	Abertura de 439 leitos privados	–
2017 a 2019	–	Abertura de 851 leitos privados e 31 novas salas cirúrgicas	–
2020 a jul./2021	–	Aquisição de 2,9 mil leitos, quatro milhões de testes diagnósticos e 1,7 mil equipamentos médicos	R$ 309 milhões
		Financiamento de equipamentos de proteção individual (EPI) e equipamentos hospitalares	Mais de R$ 100 milhões provenientes da campanha de arrecadação
		Empréstimos em capital de giro, via crédito direto	R$ 492 milhões

FONTE: Elaboração própria a partir de informações divulgadas pelo BNDES (2015, 2018, 2019, 2020, 2021).
OBS.: Os campos não preenchidos dizem respeito a informações não encontradas nas fontes consultadas.

Segundo o BNDES, a abertura de linhas de financiamento no setor saúde está fundamentada no princípio de que saúde, assim como educação, gera externalidades positivas para o resto da economia e é relevante para o crescimento econômico sustentável, dada a relação com a acumulação de capital humano (BNDES, 2015).

Durante a pandemia de Covid-19, o BNDES lançou diversos programas de apoio emergencial, dentre os quais três são voltados para o setor saúde: uma linha de financiamento para ampliação de leitos emergenciais, materiais e equipamentos médicos e hospitalares, voltados para empresas ou instituições, de natureza privada com ou sem fins lucrativos, que prestam serviços de saúde; um programa para crédito direto emergencial direcionado a empresas, cooperativas e empresários individuais inscritos no Cadastro Nacional de Pessoas Jurídicas (CNPJ), associações civis e fundações de direto privado, de setores da saúde; e um *matchfunding* para captação de recursos para doações superiores a R$ 100 mil, em parceria com a Confederação das Santas Casas de Misericórdia, Hospitais e Entidades Filantrópicas (CMB), responsável pela distribuição dos recursos adquiridos entre os hospitais do projeto (BNDES, 2021) (Quadro 1).

Por meio dos referidos programas, até o início de julho de 2021 o BNDES financiou R$ 309 milhões para aquisição de 2,9 mil leitos, 4 milhões de testes diagnósticos e 1,7 mil equipamentos médicos; investiu mais de R$ 100 milhões provenientes da campanha de arrecadação para comprar equipamentos de proteção individual (EPI) e hospitalares; e realizou empréstimos que totalizaram R$ 492 milhões em capital de giro, via crédito direto, para hospitais e empresas de diagnóstico em saúde (BNDES, 2021) (Quadro 1).

Quanto à Caixa Econômica, no primeiro ano da pandemia a redução da taxa de juros em 71% na linha de crédito beneficiou 292 entidades de saúde conveniadas ao SUS, entre Santas Casas e Hospitais Filantrópicos. Vale ressaltar que o valor envolvido nos empréstimos não consta no relatório integrado divulgado pela instituição bancária (Caixa Econômica Federal, 2020). Em 2021, novas medidas foram lançadas, incluindo a redução da taxa de juros em 42% e a possibilidade de pausa no pagamento das parcelas. A linha de crédito destinada a instituições privadas que prestaram serviços ao SUS beneficiou 290 entidades, totalizando R$ 3,4 bilhões em empréstimos, o que representava cerca de 35% das dívidas dessas instituições no mercado financeiro (Máximo, 2021) (Quadro 2).

Alguns aspectos merecem destaque quando se trata de financiamento público para empresas privadas. O primeiro é fazer um contraponto relacionado à insuficiência do número de leitos públicos no Brasil e à desigualdade na distribuição de leitos públicos e privados, fatores que foram terrivelmente agravados quando a pandemia de Covid-19 se abateu sobre o país. Outra questão é avaliar se o financiamento para a construção de hospitais privados ocorre em localidades nas quais inexistem serviços privados para internação e atendimento de urgência, embora haja clientes de planos de saúde.

QUADRO 2. BENEFÍCIOS CONCEDIDOS PELA CAIXA ECONÔMICA FEDERAL A ENTIDADES PRIVADAS DE SAÚDE CONVENIADAS AO SUS, ENTRE SANTAS CASAS E HOSPITAIS FILANTRÓPICOS, EM 2020 E 2021, DURANTE A PANDEMIA DE COVID-19

PERÍODO	BENEFÍCIOS PARA ENTIDADES PRIVADAS DE SAÚDE CONVENIADAS AO SUS ENTRE SANTAS CASAS E HOSPITAIS FILANTRÓPICOS	NÚMERO DE ENTIDADES BENEFICIADAS	VALOR TOTAL DOS EMPRÉSTIMOS
2020	Redução da taxa de juros em 71% na linha de crédito.	292	-
2021	Redução da taxa de juros em 42% e a possibilidade de pausa no pagamento das parcelas.	290	R$ 3,4 bilhões. Esse valor representava cerca de 35% das dívidas dessas instituições no mercado financeiro.

FONTE: Elaboração própria a partir de informações divulgadas pela CEF (2020) e por Máximo (2021).

OBSERVAÇÃO: O campo não preenchido diz respeito a informação não encontrada nas fontes consultadas.

Nesse sentido, resta verificar se a abertura de crédito respeita critérios epidemiológicos de acordo com as necessidades de saúde da população e se ocorre em localidades nas quais existem os chamados vazios assistenciais para internação e urgência, a fim de preencher lacunas relacionadas ao acesso a serviços de saúde, ou se ocorre somente nos grandes centros favoráveis à acumulação do capital privado.

Patrocínio parcial de planos privados para servidores públicos

As instituições públicas podem contratar planos privados para os seus servidores ou o governo pode custear uma parte do valor pago pelo servidor ao seu plano, a título de reembolso parcial das despesas com o pagamento da mensalidade do plano de saúde (Brasil, 2017a), incentivando a contratação de planos privados por servidores públicos e seus dependentes.

No caso de custeio de parte do valor, os valores são calculados conforme a faixa de renda e a idade do servidor e variam de R$ 101,56 a R$ 205,63 reais per capita, incluindo cada servidor e dependentes (Brasil, 2016b).

Estima-se que o Ministério da Economia desembolse por mês cerca de R$ 130 milhões com o benefício (Augusto, 2019). Cabe destacar que os valores pagos ao plano de saúde e não ressarcidos pelo erário podem ser abatidos no imposto de renda, ou seja, os servidores são duplamente incentivados a adquirirem planos privados de saúde.

Além desta modalidade de indenização aos servidores, a portaria que traz essa normatização contempla a assistência aos servidores na modalidade de autogestão, a contratação de operadoras pelos órgãos públicos por meio de licitações, e o serviço prestado diretamente pelo órgão ou pela entidade pública (Brasil, 2017a).

O gasto público para financiar planos de saúde aos servidores é ainda maior quando se considera o dispêndio com servidores dos Poderes Legislativo e Judiciário, além dos gastos com servidores de estados e municípios.

Segundo valores noticiados pela mídia, em 2021 o gasto com plano de saúde configurou a despesa administrativa mais elevada da Câmara dos Deputados: R$ 363,7 milhões (Bonin, 2022). A despeito de possuírem atendimento médico com tomógrafo e UTI móvel à disposição nas dependências do próprio órgão e o plano de saúde, os parlamentares ainda podem ser reembolsados por atendimentos particulares realizados. Entre janeiro de 2019 e março de 2021, os reembolsos solicitados por 330 dos 513 deputados totalizaram R$ 15,7 milhões. Ou seja, o gasto com reembolso para dois terços dos deputados foi, em média, de R$ 581 mil mensais no período em questão ou R$ 1.762 mensais per capita (Sobrinho, 2022). Cabe ressaltar que, a partir de março de 2021, o limite para reembolso automático, sem a necessidade de solicitar avaliação à mesa diretora, passou de R$ 50 mil para R$ 135.400. O aumento do limite em 170,8% foi justificado pela defasagem monetária do valor fixado em 2015. Para tanto, o percentual foi calculado com base na Variação de Custo Médico-Hospitalar (VCMH), que demonstra a inflação médica. Caso o IPCA tivesse sido aplicado, a correção seria de 36,4%, e o limite passaria de R$ 50 mil para R$ 68 mil.

Chama atenção o fato de o índice que demonstra a inflação médica ter sido escolhido para corrigir a defasagem monetária de seis anos para reembolso dos gastos particulares com saúde de parlamentares, enquanto a EC 95/2016 estabeleceu o IPCA como índice a ser aplicado na correção monetária do orçamento da saúde para todo o SUS, durante 20 anos. Acrescenta-se, ainda, que o VCMH não é calculado por órgão oficial do governo, mas por uma organização sem fins lucrativos financiada com recursos de empresas de planos de saúde.

No Senado Federal, a situação se repete. Em 2020, os gastos públicos para reembolso de senadores e ex-senadores alcançaram R$ 14,9 milhões, batendo recorde no primeiro ano da pandemia (Castro, 2021).

O Tribunal de Justiça de São Paulo, o maior do país, por exemplo, em portaria publicada no início de 2022, aumentou a margem de reembolso do auxílio-saúde concedido a magistrados e servidores de 3% para até 10% do valor dos subsídios (Motta, 2022), limite máximo autorizado pelo Conselho Nacional de Justiça (CNJ, 2019a). O reembolso mensal para magistrados vai passar de R$ 1 mil para até R$ 3.500, enquanto para os servidores o limite aumentou de R$ 336 para R$ 370. Com esse aumento, estima-se que o gasto mensal alcance até R$ 7,7 milhões por mês para desembargadores e juízes e R$ 23,6 milhões para reembolso de servidores, totalizando R$ 31,4 milhões mensais (Motta, 2022).

(Não) Ressarcimento de empresas de planos de saúde ao SUS e existência de clientes em locais que apresentam vazios assistenciais

A utilização do SUS por consumidores de planos de saúde para realização de serviços contemplados no rol de cobertura da ANS gera o instituto do ressarcimento ao SUS, previsto na lei que rege os planos de saúde e aplicado desde que não haja exclusão contratual legalmente permitida, como cumprimento dos prazos de carência (Brasil, 1998a).

A partir de abril de 2012, iniciou-se a cobrança dos atendimentos ambulatoriais de média e alta complexidade lançados nas Autorizações de Procedimento Ambulatorial de Alta Complexidade (APAC). Anteriormente, a ANS cobrava somente as internações hospitalares registradas nas Autorizações de Internação Hospitalar (AIH) (ANS, 2022a).

Segundo dados levantados no âmbito do presente estudo a partir de informações divulgadas pela ANS (2021d, 2024d), entre 1999 e 2022 foram identificados 8,8 milhões de procedimentos no SUS por consumidores de planos de saúde, o que gerou a cobrança de R$ 12,8 bilhões a empresas de planos privados.

No período de julho de 2018 a junho de 2022, os procedimentos que mais originaram cobranças foram: hemodiálise; tratamento de infecções pelo coronavírus; tratamentos com cirurgias múltiplas; tratamentos de doenças bacterianas, pneumonias ou influenza; acompanhamento de pacientes pós transplante; hormonioterapias; quimioterapias; e partos cesariano e normal (ANS, 2020a, 2022a).

Historicamente, os procedimentos de hemodiálise são majoritariamente financiados com recursos do sistema público de saúde. Corroboram para este fato os valores de remuneração do SUS e os mecanismos de regulação impostos pelas operadoras para a autorização e o pagamento deste tipo de procedimento (Lima et al., 2014). No que se refere aos partos, alguns dos fatores que influenciam os resultados são a realização de partos de urgência e a existência de beneficiárias de planos de saúde que procuram o SUS para a realização do parto, considerando as maiores probabilidades de parto normal do que na rede privada suplementar, em que aproximadamente 85% dos partos ocorrem mediante cirurgia cesárea.

Dentre os mais de R$ 7,8 bilhões cobrados pela ANS entre 2006 e 2021, 56,4% foram efetivamente pagos pelas respectivas empresas de planos de saúde — 12,8% desse valor em parcelamento. Os valores do ressarcimento ao SUS aumentaram 380% a partir da crise econômica que teve início em 2014 em comparação ao ano de 2021, totalizando, neste ano, o montante de R$ 3,85 bilhões devidos pelas empresas de planos de saúde ao Fundo Nacional de Saúde (ANS, 2021d).

As duas empresas envolvidas na maior operação de fusão ocorrida em 2021 no mercado privado de saúde, em meio à pandemia de Covid-19 (Forbes, 2021), foram aquelas cujos clientes mais realizaram procedimentos no SUS. Juntas, as duas empresas deviam, até dezembro do referido ano, mais de R$ 900 milhões ao FNS (ANS, 2021d). Tal fato demonstra que as dívidas com o SUS não são critérios considerados pelo CADE para autorizar fusões e aquisições. Em junho de 2024, a dívida dessas duas empresas com o FNS totalizou mais de R$ 1,7 bilhão (ANS, 2024d).

Pesquisa realizada pela ANS demonstrou a ausência de serviços de saúde privados —médico clínico, serviço de apoio à diagnose e terapia (SADT), internação e urgência — em diversos municípios do país que têm clientes de planos de saúde. Inclusive, foi identificado que 46% dos municípios não tinham nenhum dos serviços estudados disponíveis na rede privada. A análise demonstrou, ainda, a falta de homogeneidade na distribuição dos prestadores no território nacional. Cerca de 65% dos municípios das regiões Norte e Nordeste não tinham nenhum dos quatro serviços, enquanto nas regiões Sul e Sudeste esses percentuais foram de 29% e 37%, respectivamente, o que demonstra a maior dificuldade para compor a rede assistencial dos planos privados naquelas regiões (ANS, 2015b).

O ressarcimento ao SUS ocorreu tanto em locais de vazios assistenciais, onde não havia estabelecimento privado para internação, quanto em localidades que tinham serviço de internação, sugerindo que outros fatores — como a não contratação de prestador privado pela operadora, as barreiras de acesso aos serviços ou a existência de prestadores de excelência do SUS — interferem na utilização dos serviços públicos de saúde por clientes de planos privados (ANS, 2015b).

O não ressarcimento ao SUS constitui uma forma de aproveitamento dos recursos públicos que favorece a preservação e o aumento dos lucros pelos planos de saúde.

ESTRATÉGIAS NORMATIVAS

Projeto de Lei que altera o marco regulatório do setor privado de saúde

No que concerne ao Legislativo, tramita no Senado Federal o Projeto de Lei (PL) n° 7.419/2006 para alterar a Lei nº 9.656/1998, que regulamenta os planos e seguros privados de assistência à saúde. A matéria passou por análise de comissão especial da Câmara dos Deputados, que promoveu doze audiências públicas, no período de dezembro de 2016 a agosto de 2017, com a participação da ANS e de representantes das empresas de planos de saúde, entidades representativas de hospitais privados, órgãos de defesa do consumidor, conselhos profissionais, Poder Judiciário, Conselho Nacional de Saúde, Associação Brasileira de Saúde Coletiva e pesquisadores (Brasil, 1998a, 2017b).

Dentre os assuntos abordados no PL — que, em setembro de 2024, tramitava em caráter de urgência — e nos 299 projetos que tramitavam apensados à época, pode-se destacar (Brasil, 2017b, 2024b, 2024c):

- Autorizar a venda de planos “populares” ou “acessíveis”;
- Acabar com o ressarcimento ao SUS, aplicado toda vez que um cliente de plano de saúde é atendido na rede pública;
- Liberar o reajuste dos planos individuais, que hoje obedece a teto anual estabelecido pela agência reguladora; e
- Transformar em “máximo” o rol mínimo de procedimentos de cobertura obrigatória pelos planos de saúde.

A representante do Instituto Brasileiro de Defesa do Consumidor (Idec) apontou que a alteração na lei deveria resolver os principais problemas enfrentados pelo consumidor, como a negativa de cobertura, a demora para autorizações prévias, o descredenciamento de profissionais e estabelecimentos da rede dos planos de saúde durante a vigência dos contratos e a falta de isonomia na regulação dos contratos individuais e coletivos, os quais têm regras distintas sobre reajuste e possibilidade de rescisão unilateral, além da escassez da oferta de planos individuais (Haje, 2017). Outras questões apontadas nas audiências foram as barreiras de acesso a idosos e doentes crônicos e os planos falsos coletivos, que são planos de adesão nos quais o consumidor entra em uma associação de categoria profissional da qual não faz parte (ABRASCO, 2018a; IDEC, 2017a).

De acordo com o manifesto “CÂMARA DOS DEPUTADOS PODE APROVAR A TOQUE DE CAIXA NOVA LEI DOS PLANOS DE SAÚDE”, datado de 27 de junho de 2017, do qual várias entidades representativas dos usuários, consumidores, gestores do SUS e pesquisadores são signatárias, a “tramitação atende ao interesse das operadoras e pretende impedir a aplicação do Código de Defesa do Consumidor aos contratos” (IDEC, 2017a).

A proposta de novo marco legal para os planos de saúde previa diversas alterações na legislação em vigor, como fixar multas mais brandas para as operadoras; parcelar em cinco vezes o reajuste aplicado hoje a beneficiários que completam 59 anos de idade; e reduzir as garantias patrimoniais exigidas das empresas do setor. Entre as mudanças que trariam benefícios para os consumidores estão o direito à reparação de atos cirúrgicos realizados pelo plano de saúde, quando a reparação não for obrigação do médico; a inscrição de filho adotivo e da a criança ou o adolescente sob guarda, aproveitando os períodos de carência já cumpridos; o direito a acompanhante, no caso de pacientes menores de 18 anos, pessoas idosas, parturientes e pessoas com deficiência; e a possibilidade de migrar para plano de outra operadora sem necessidade de cumprir carência (Brasil, 2017b, 2017c).

Estudo que analisou os projetos de alteração da lei que rege os planos de saúde, apresentados entre 2010 e 2018, constatou 133 projetos na Câmara dos Deputados e 17 no Senado Federal, sendo a maior parte das propostas voltada à garantia de direitos para os usuários, principalmente por meio da ampliação de cobertura e do controle de preços (Carvalho, 2019).

No entanto, em 2019, as empresas e entidades representativas do segmento privado, fortemente articuladas no Legislativo, apresentaram uma nova proposta na forma de projeto de lei, sem prévio debate democrático, contendo 89 artigos voltados à desregulamentação de direitos conquistados pela lei de planos de saúde, como redução de coberturas e atendimentos, liberação de reajustes, fim do ressarcimento ao SUS, redução de multas, maior controle a prestadores de serviços e enfraquecimento da ANS (Bahia; Lazzarini; Scheffer, 2019; Carvalho, 2019). Embora a proposta não tenha sido debatida oficialmente no Parlamento, constata-se a continuidade das investidas dos planos de saúde na tentativa de emplacar propostas a fim de promover a expansão e a diversificação do mercado, a exemplo dos planos populares, tema que será discutido em outro tópico deste capítulo.

Em maio de 2021, foi criada uma comissão especial destinada a analisar os projetos de lei. Porém, a comissão foi encerrada sem a aprovação de um parecer (Brasil, 2024b, 2024c).

Em 03 de maio de 2023, foi designado como relator o Deputado Duarte Júnior (PSB-MA). Foram realizadas audiências públicas em todas as regiões do país, que contaram com a participação de diversos atores e especialistas no assunto, dentre representantes dos órgãos de defesa do consumidor, agência reguladora, Ministério da Saúde, esfera acadêmica, especialistas em saúde pública e economia da saúde, Ordem dos Advogados do Brasil (OAB), Ministério Público, Defensoria Pública e setor privado de saúde (Brasil, 2024b, 2024c).

Em uma das audiências, ocorrida em 07 de junho de 2023, o relator destacou a baixa participação do setor privado de saúde. Nessa oportunidade, foram debatidos, dentre outros, os seguintes temas (Brasil, 2023b):

- Regulamentação dos planos coletivos a fim de coibir reajustes expulsórios, principalmente regulamentar o reajuste de planos para Microempreendedor Individual (MEI), pois deveria se aproximar da regulamentação dos planos individuais;
- Cobrança de coparticipação, a fim de não coibir o acesso nem gerar gastos catastróficos;
- Desigualdades entre os planos de saúde e o SUS;
- Solicitação de exames laboratoriais por profissionais de saúde;
- Fiscalização de prestadores de saúde por parte da ANS;
- Não permitir a subsegmentação do acesso; e
- Necessidade de monitorar preço de venda dos planos.

Foi abordada, ainda, a importância de evitar retrocessos em relação aos direitos conquistados quando da promulgação da lei que regulamentou o setor de planos de saúde e da regulação do setor e da competência do corpo técnico da ANS (Brasil, 2023b).

Posteriormente à realização das audiências para discussão e coleta de subsídios, em 12 de setembro de 2023 foi apresentado o "PARECER DE PLENÁRIO AO PROJETO DE LEI Nº 7.419, DE 2006, DO SENADO FEDERAL, QUE 'ALTERA A LEI Nº 9.656, DE 3 DE JUNHO DE 1998, QUE DISPÕE SOBRE OS PLANOS E SEGUROS PRIVADOS DE ASSISTÊNCIA À SAÚDE', E APENSADOS" (Brasil, 2024b, 2024c).

Dentre os projetos de lei apensados e tratados no parecer, vale destacar os que tratam dos seguintes temas (Brasil, 2024c):

- Direito a acompanhamento de paciente internado;
- Ressarcimento ao erário público das despesas de beneficiários de planos que tenham sido atendidos em estabelecimentos próprios, contratados ou conveniados do SUS;
- Cobertura de planos de saúde e inclusão de procedimentos específicos no Rol de Procedimentos da ANS;
- Carência em planos de saúde;
- Atendimento em caráter de urgência e emergência;
- Reajuste de planos de saúde;

- Rescisão ou suspensão do contrato de planos de saúde;
- Manutenção do contrato após demissão, aposentadoria ou morte do titular e da inclusão de beneficiários;
- Credenciamento, livre escolha dos profissionais prestadores de serviço e reembolso;
- Direitos do consumidor de planos de saúde; e
- Covid-19.

No parecer supramencionado, o relator afirmou que os projetos de lei estavam prontos para apreciação em Plenário (Brasil, 2024c). No entanto, entre a data de apresentação do parecer e a data da última consulta realizada ao sítio eletrônico da Câmara dos Deputados (07 de setembro de 2024) ocorreram somente apensações e desapensações, totalizando 299 projetos de lei apensados no total por se tratar de matéria afim (Brasil, 2024b). Tal fato sugere uma intensa atividade legislativa acerca dos planos de saúde.

É importante recordar que a própria lei dos planos de saúde em 1998 suscitou descontentamentos e debates. As diversas alterações em seu texto, por meio de 44 medidas provisórias, sendo a primeira no dia seguinte a sua publicação, demonstram o jogo de forças e interesses envolvidos na sua edição. Posteriormente, houve novas mudanças normativas, visando à ampliação de coberturas e à garantia de direitos aos consumidores de planos de saúde. O aumento do número de projetos de lei que acentuam ou propõem novas garantias assistenciais demonstra a importância de ampliar essa discussão junto à sociedade civil, a fim de solucionar as lacunas na regulação do setor privado de saúde.

Planos coletivos por adesão e falsos coletivos

De acordo com a regulamentação da ANS, para um plano ser considerado coletivo, a contratação deve ocorrer por intermédio de uma pessoa jurídica, que pode ser associação, órgão de classe ou sindicato (no caso dos planos coletivos por adesão) ou por uma empresa (no caso dos planos coletivos empresariais) (ANS, 2009a, 2013). Da mesma forma, é permitida a comercialização de plano de saúde coletivo empresarial para um indivíduo Microempreendedor Individual (MEI) (ANS, 2017c). No entanto, há relatos de vínculos estabelecidos com pessoas jurídicas única e exclusivamente para cumprir a exigência da ANS no que se refere ao enquadramento como plano coletivo, sem que exista de fato um vínculo representativo entre a pessoa jurídica e as pessoas físicas a ela ligadas (ABRASCO, 2018a).

Nos últimos anos, tem se observado a intensificação da "falsa coletivização" de planos privados de saúde. Tal fenômeno não ocorre por acaso. A ANS tem menor alcance regulatório nos planos coletivos do que nos planos individuais e familiares. Enquanto estes planos têm os reajustes das mensalidades regulados pela agência, que estabelece anualmente um percentual máximo de reajuste para estes tipos de contratos, os reajustes dos planos coletivos não têm teto estabelecido, sendo apenas monitorados. Além disso, diferentemente do que ocorre nos planos individuais e familiares, nos planos coletivos a rescisão contratual pode ser unilateral.

Desse modo, interessa às empresas a comercialização de contratos de planos coletivos, que representam cerca de 80% do total de vínculos de consumidores do setor suplementar de saúde (ANS, 2021f).

Para a agência reguladora, são considerados "falsos coletivos os contratos coletivos por adesão compostos por indivíduos sem nenhum vínculo representativo com a entidade contratante do plano de saúde" (ANS, 2009a, 2013). Além disso, a "falsa coletivização" de planos de saúde descreve "aqueles planos de saúde que possuem natureza de contrato individual, mas que se utilizam de pessoas jurídicas para dar-lhes uma roupagem de plano coletivo — e, com isso, permanecem mantidos à margem de toda a rigidez regulatória da ANS que se aplica aos planos individuais". Ainda segundo o órgão regulador, a "falsa coletivização" é "um movimento oportunista, carreado por diversos agentes do mercado, que vislumbraram uma lacuna da regulação que poderia permitir a contratação simulada de contratos coletivos no lugar de planos individuais" (ANS, 2016a).

Segundo o Instituto Brasileiro de Defesa do Consumidor (Idec), o termo "falso coletivo" se refere aos contratos firmados como sendo de contratação coletiva, mas que, na verdade, têm características de uma contratação individual ou familiar (IDEC, 2017b). Ainda que, sob a perspectiva normativa, a existência de contratos coletivos com número reduzido de pessoas seja considerada regular, bastando apresentação de CNPJ, entidades de defesa do consumidor identificam os planos com menos de 30 pessoas como mais uma estratégia de "falsa coletivização", visto que desvirtua o sentido da regulamentação dos planos coletivos, baseada na compreensão de que contratos estabelecidos coletivamente, por meio de pessoas jurídicas, proporcionariam uma maior capacidade de negociação junto às empresas (IDEC, 2017b; ABRASCO, 2018a).

Entre 2014 e 2020, o número de consumidores em planos adquiridos por indivíduos, famílias ou grupos de menos de 30 pessoas aumentou de 3,3 para 5,44 milhões de pessoas, o que corresponde a 11,7% dos consumidores de planos de saúde. A quantidade média de clientes por contrato é pequena e diminuiu de 6,20 para 4,65 no mesmo período. A despeito da expansão dos planos "falsos coletivos", o número de consumidores em planos coletivos com mais de 30 pessoas e planos individuais sofreu redução. Supõe-se que tenha ocorrido migração destes consumidores para planos coletivos por adesão (GEPS, 2021).

Seguindo a tendência de coletivização dos planos, a comercialização de planos individuais e familiares diminuiu drasticamente. Algumas empresas deixaram de oferecer esse tipo de contrato ou os oferecem a preços exorbitantes, dificultando ou mesmo inviabilizando a sua efetiva contratação (ABRASCO, 2018a).

Em junho de 2024, a proporção de consumidores em planos individuais e familiares com assistência médica correspondia a apenas 17% do total de consumidores de planos privados (ANS, 2024a).

De acordo com Leal (2014), no período pós-regulação do setor suplementar, uma das estratégias que as empresas de planos de saúde adotaram para reduzir o risco das carteiras foi ampliar a comercialização de planos coletivos e também odontológicos, regulados de forma menos intensa, o que acarretou aumento das receitas financeiras e estabilidade das receitas de mensalidades.

Na prática, os planos falsos coletivos são planos individuais que operam sem as garantias dos planos individuais para as pessoas e famílias que os adquirem. Por isso, as empresas visam esse nicho de mercado e criam barreiras para a venda de planos individuais — ou simplesmente deixam de comercializá-los. Determinar que todas as empresas de planos de saúde comercializassem planos individuais faria com que estes planos fossem oferecidos a preços impagáveis, dificultando sua aquisição pelos consumidores, que continuariam à mercê dos planos falsos coletivos sem reajuste controlado pela agência reguladora e possibilidade de rescisão contratual quando apresenta alta sinistralidade.

No esteio dessas estratégias, observa-se a ascensão das administradoras de benefícios, que constituem uma modalidade peculiar de empresa de plano de saúde, por intermediar a relação entre a pessoa jurídica contratante e a empresa de plano de saúde, podendo assumir tarefas como a emissão de boletos, a negociação dos reajustes de mensalidade com a operadora do plano e, dependendo do que for contratado, absorver o risco da empresa, do conselho, do sindicato ou da associação profissional contratante quanto ao atraso ou não pagamento de mensalidades (ANS, 2021f).

Embora a contratação do plano coletivo por meio de uma administradora de benefícios seja opcional, o elevado percentual de planos coletivos existentes proporciona um contexto altamente favorável à atuação dessas empresas, que mantiveram seus lucros em alta nas fases de crise econômica, inclusive durante a pandemia de Covid-19 (Valor Econômico, 2016; Forbes, 2020).

Proposta para alteração da norma sobre franquia e coparticipação

A aplicação de franquia e coparticipação quando da utilização de serviços privados de saúde é amplamente praticada em contratos de planos de saúde desde a regulamentação do setor (Brasil, 1998b).

Em junho de 2018, a ANS publicou normativo com novas regras para aplicação desses mecanismos financeiros de regulação. À época, mais de 50% dos clientes de planos de saúde estavam vinculados aos planos com coparticipação ou franquia (ANS, 2018a, 2018b). A previsão para o normativo entrar em vigor seria dezembro. No entanto, diante das manifestações contrárias provindas da sociedade civil por conta do impacto das alterações, o órgão regulador revogou a Resolução Normativa após suspensão da norma pelo Supremo Tribunal Federal (STF) (Toledo, 2018).

A coparticipação é o valor pago pelo consumidor ao plano para realização de um procedimento ou evento em saúde, conceito que permaneceria inalterado. No entanto, a resolução estabeleceria o limite de até 40% de coparticipação dos consumidores nas despesas médicas e hospitalares. Já a franquia, de acordo com o novo normativo, mudaria o conceito usualmente adotado pela saúde suplementar para representar o valor estabelecido no contrato do plano de saúde até o qual a operadora não teria responsabilidade de cobertura (ANS, 2018a, 2018b), nos mesmos moldes da franquia aplicada para seguro de carros.

Fato que corroborou para a suspensão do normativo pelo STF foi a nota de repúdio às medidas anunciadas pela ANS, assinada por 18 entidades. Segundo a nota, as novas regras poderiam trazer "surpresas impagáveis", tendo em vista a ampliação do limite de coparticipação para 40%, podendo chegar a 60% em contratos coletivos, bem como a estipulação de limites de pagamento de coparticipação e franquia que podem chegar a mais que o dobro da mensalidade. Como consequências dessas regras, a nota refere o endividamento da população, a postergação de tratamentos e o aumento da busca pelo SUS pelos clientes de planos de saúde. As entidades referiram, ainda, que as novas regras implicariam em inibição pela procura de serviços de urgências e emergências por permitir a cobrança em pronto-atendimento e cercearia o direito de escolha pelo consumidor, na medida em que as operadoras poderiam indicar em qual estabelecimento ocorreria a isenção, no caso de procedimentos nos quais não seriam cobradas franquia e coparticipação (ABRASCO, 2018b).

Como pontos positivos para o consumidor, o normativo previa isenção de cobrança de coparticipação e franquia em diversos procedimentos e eventos em saúde, como consultas com médico generalista, exames preventivos e de pré-natal e tratamentos crônicos.

Além do PL para alteração da Lei nº 9.656/98 e da tentativa de alteração nas regras para aplicação de franquia e coparticipação, outras estratégias abordadas neste capítulo envolveram alterações normativas para sua efetivação. No entanto, optou-se por enquadrá-las em outras estratégias que melhor traduzem os objetivos pretendidos com as respectivas alterações.

Política Nacional de Saúde Suplementar para o Enfrentamento da Pandemia da Covid-19 (PNSS-Covid-19)

Em meio à maior crise sanitária mundial, tendo o Brasil alcançado um terrível desempenho no enfrentamento à Covid-19, o governo federal divulgou, no segundo ano da pandemia, uma consulta pública sobre a Política Nacional de Saúde Suplementar para o Enfrentamento da Pandemia da Covid-19.

A proposta, travestida sob a justificativa de "integrar o sistema de Saúde Suplementar com as ações do Sistema Único de Saúde (SUS) relacionadas à pandemia da COVID-19" (Brasil, 2021a), esconde em seu bojo ações que favorecerão o mercado privado de saúde. Além de considerar o setor suplementar como um sistema — o que não condiz com a realidade de um setor que atende a uma parcela da população brasileira e que é extremamente heterogêneo do ponto de vista geográfico —, não apresentou ações claras quanto à participação do setor suplementar para o enfrentamento da pandemia em parceria com o SUS. Um exemplo que merece ser destacado é que o documento não menciona a integração entre leitos públicos e privados para atendimento igualitário à população, visto que, em diversos pontos do país, ocorreu a formação de filas à espera de leitos de UTI públicos enquanto havia leitos ociosos na rede privada, conforme apontado por Costa e colaboradores (2020).

As ações propostas foram voltadas para a previsibilidade na aplicação de reajustes, frente ao pleito para o não reajuste dos planos de saúde durante a pandemia; a possibilidade de estabelecer ações para desestimular o atendimento aos beneficiários; emplacar a antiga proposta de planos com coberturas distintas e reduzidas; flexibilizar as garantias financeiras e os prazos de atendimento atualmente estabelecidos pela ANS; e enfraquecer o papel desta agência reguladora ao denominar o Conselho de Saúde Suplementar (CONSU), recentemente reconstituído, como instância superior, a despeito de existir a ANS, autarquia vinculada ao Ministério da Saúde.

A PNSS apresentada desvia o foco sobre a real necessidade de traçar estratégias de combate à pandemia no país — para a qual não foi apresentada nenhuma proposta governamental —, ao priorizar táticas que favorecem o mercado privado ao invés de fortalecer a rede pública de saúde e viabilizar o atendimento equânime a toda a população.

ESTRATÉGIAS PARA PRESERVAÇÃO DO MERCADO TRADICIONAL/HABITUAL

Negativas de cobertura

A fim de verificar o comportamento das empresas de planos de saúde perante as demandas dos seus consumidores, foi realizado o levantamento das reclamações de consumidores junto ao órgão regulador, no período de janeiro de 2015 a julho de 2024 (ANS, 2024b) (Figura 2).

Nota-se que o tema cobertura assistencial move a maior parte das reclamações dos consumidores, sendo importante destacar que é improcedente a negativa para procedimentos de cobertura obrigatória constantes no Rol de Procedimentos da ANS (Figura 2).

FIGURA 2. NÚMERO DE RECLAMAÇÕES DE CONSUMIDORES DE PLANOS DE SAÚDE À ANS – JANEIRO DE 2015 A JULHO DE 2024 – BRASIL

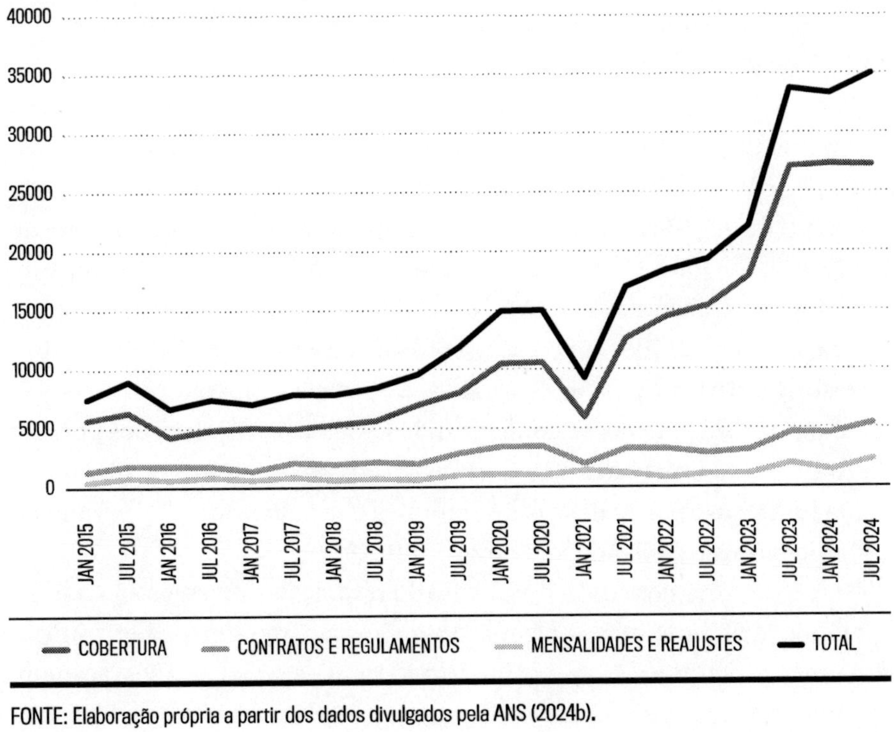

FONTE: Elaboração própria a partir dos dados divulgados pela ANS (2024b).

Chamam atenção o aumento progressivo do número de reclamações no período de crise econômica, em 2015, até o primeiro ano da pandemia de Covid-19, com posterior estabilização e queda em janeiro de 2021, seguido do aumento expressivo das demandas dos consumidores a partir de então, com tendência crescente até julho de 2024, quando alcançou quase 35 mil demandas/mês (Figura 2).

Tais resultados demonstram que as negativas de cobertura são instrumentos utilizados pelas empresas de planos de saúde para contenção/redução de custos administrativos e assistenciais.

Uma das consequências da negativa de cobertura é a judicialização. Configurando-se como um importante espaço de reivindicação do direito à saúde no Brasil, o Poder Judiciário se depara com o aumento de processos judiciais, tanto de usuários do SUS quanto de consumidores de planos de saúde. De acordo com dados do Conselho Nacional de Justiça, ao menos 1.346.931 processos com o tema saúde tramitaram no Judiciário em 2016 (CNJ, 2018), enquanto no ano de 2017 foram identificados mais de 1,5 milhão de processos (Muniz, 2017). Entre 2008 e 2018, houve aumento de 130% nas demandas judiciais pleiteando direito à saúde, sendo a maior parte (51,5%) relativa a planos e seguros de saúde (CNJ, 2019b).

Pesquisas corroboram os dados de que a judicialização dos planos é consideravelmente maior do que as demandas contra o SUS. Segundo pesquisa realizada pelo Observatório da Judicialização da Saúde Suplementar (2018), entre 2011 e 2017 o Tribunal de Justiça do Estado de São Paulo (TJSP) julgou 70.772 ações envolvendo planos de saúde e 53.553 decisões relacionadas ao SUS. No primeiro semestre de 2018, foram julgadas pelo tribunal 16.055 ações contra planos de saúde, um crescimento de 386% em relação ao primeiro semestre de 2011, no qual foram julgadas 3.300 ações. Esse aumento representa um recorde histórico, configurando a média de 127 decisões por dia no TJSP, a despeito da redução do número de consumidores de planos de saúde frente ao cenário de crise econômica e desemprego (Observatório da Judicialização da Saúde Suplementar, 2018).

Para os autores do estudo, o aumento do volume de processos não reflete a totalidade de problemas enfrentados pelos consumidores, que, muitas vezes, não procuram a Justiça por não poderem pagar advogados; acabam arcando com o reajuste abusivo; abandonam o plano e buscam o SUS; ou, ainda, optam pelo pagamento particular (Observatório da Judicialização da Saúde Suplementar, 2018).

Estudos realizados em diferentes períodos de análise demonstram que as principais motivações para as ações judiciais envolvendo consumidores e planos de saúde são exclusão de cobertura; valor da mensalidade para idosos e manutenção do aposentado no contrato coletivo; reajustes anuais e por mudança de faixa etária; e rescisão unilateral do contrato. Faz-se mister ressaltar que, em todos os períodos analisados pelos estudos em questão, a grande maioria das decisões foi favorável aos consumidores de planos de saúde (Alves; Bahia; Barroso, 2009; Reis; Quaresma, 2017; Observatório da Judicialização da Saúde Suplementar, 2018; Trettel; Kozan; Scheffer, 2018).

Estas informações demonstram a magnitude da judicialização na saúde suplementar em comparação com o SUS, principalmente quando se leva em consideração as respectivas populações abrangidas e a necessidade de resolver lacunas regulatórias que carecem de melhor definição.

Glosas a prestadores de serviços

Além da negativa de cobertura, as empresas se valem de mecanismos como glosas, baixos reajustes e atraso nos repasses para prestadores de serviços (ANS, 2017a, 2018c) como forma de contingenciar despesas e manter ou aumentar receitas.

Dados extraídos a partir do Padrão TISS (Padrão de Troca de Informações da Saúde Suplementar) e do painel dinâmico disponibilizado pela ANS demonstram que, entre 2015 e 2023, ocorreu aumento da quantidade de procedimentos glosados de 5,8% para 7,7%. As operadoras de planos de saúde com maiores percentuais de glosa foram das modalidades de seguradora, autogestão, filantropia e cooperativa médica (ANS, 2017a, 2024c).

Nota-se que o aumento das glosas ocorreu justamente no período de agravamento da crise econômica, o que ratifica a utilização deste mecanismo pelas empresas a fim de conter custos.

ESTRATÉGIAS PARA ALAVANCAGEM DO MERCADO

Formação de oligopólios: fusões e aquisições de empresas como estratégia de mercado

A fusão e a aquisição de empresas — procedimentos tradicionais para angariar maior fatia de mercado ou para absorver clientes de uma empresa em processo de "falência", com acompanhamento do processo feito pela agência reguladora — têm recebido novo status com a realização de grandes operações envolvendo valores exorbitantes.

Esse movimento também ocorre de forma intensa com a aquisição de hospitais privados e laboratórios por grandes grupos empresariais da saúde e com as fusões que ampliam o mercado das maiores corporações. As operações são as mais diversas, envolvendo a compra de hospitais por empresas de planos de saúde; a compra de clínicas, laboratórios e rede de hospitais por grandes laboratórios; e aquisições e fusões entre administradoras de benefícios (Costa, 2021), empresas cuja atuação consiste em intermediar a relação entre a empresa de plano de saúde e empresas, conselhos, sindicatos ou associações profissionais que contratam planos de saúde coletivos (ANS, 2021f).

O controle dos atos de concentração que envolvem empresas de planos de saúde é exercido pela ANS, dadas as suas funções e atribuições (Brasil, 2000a), e ocorre em parceria com o Conselho Administrativo de Defesa Econômica (CADE) quando se trata de operações com maior potencial de repercussão no mercado, a fim de manter o mercado competitivo e proteger os interesses dos consumidores (Hollanda, 2019).

Como apontado por Hollanda (2019), no período de 2008 a 2018, surgiram vários grupos econômicos a partir da ocorrência de 127 atos de fusão e aquisição envolvendo empresas de planos de saúde, grupos hospitalares e laboratórios. Dentre as empresas de planos de saúde, o Grupo Amil foi o mais envolvido nas operações analisadas (Hollanda, 2019).

Embora a ANS e o CADE atuem em parceria para analisar os atos de concentração que envolvem empresas de planos de saúde, a aquisição do controle acionário do Grupo Amil pela operadora americana United Health Group, operação de extrema relevância para o setor por abrir as alas da saúde privada para o mercado internacional, não foi apreciada pelo CADE. Como a

United Health não possuía negócios no Brasil, não se enquadrou nos critérios legais para submissão da operação à análise do conselho (Hollanda, 2019).

A crise econômica aprofundada pela pandemia parece não ter abalado as negociações do setor. Enquanto em 2019 foram movimentados 1,641 bilhão de dólares em 73 negociações, o ano de 2020 permaneceu "aquecido" com mais de 60 fusões e aquisições no país, que envolveram 1,088 bilhão de dólares (Costa, 2021). Um exemplo foi a aquisição de duas empresas pela maior administradora de benefícios do país, no valor de R$ 202,5 milhões de reais (Qualicorp, 2020).

Em 2021, ocorreu a fusão entre duas grandes empresas de planos de saúde, com valor de mercado avaliado em R$ 110 bilhões (Costa, 2021), 13,6 milhões de clientes (Gimenes, 2021) e receita líquida anual de cerca de R$ 16 bilhões, sendo considerado no jargão econômico um dos "maiores conglomerados de saúde no país", competindo com a Rede D'Or de hospitais, que tem capitalização de mercado estimada em R$ 121 bilhões (Forbes, 2021).

De acordo com o guia para análise econômica de atos de concentração horizontal, as concentrações podem tanto "facilitar a adoção de condutas competitivas (aumento de preços, redução da qualidade, diminuição da variedade ou redução das inovações)" (CADE, 2001, p. 4) quanto aumentar o bem-estar econômico ao proporcionar "vantagens competitivas para as empresas participantes (economias de escala, economias de escopo e redução dos custos de transação)" (CADE, 2001, p. 4).

É possível considerar que a tese do bem-estar econômico não se aplica ao setor privado de saúde, na medida em que, a despeito das vantagens trazidas pelas fusões e aquisições em termos de economia e redução de custos para as empresas, a melhoria no desempenho econômico-financeiro não é repassada aos consumidores, que são submetidos a reajustes anuais e por faixa etária. O que se observa no setor é a intensificação das fusões e aquisições, gerando maior concentração do mercado e a formação de oligopólios. Dados da ANS referentes a julho de 2024 (ANS, 2024e) apontam que cinco grandes empresas de planos de saúde — dentre o total de 667 — abarcam 30% dos clientes de planos médico-hospitalares. Nos planos exclusivamente odontológicos a concentração é ainda maior, uma vez que cinco empresas de planos de saúde — dentre as 328 existentes — detinham 55% do mercado naquele período.

Para melhor compreensão das grandes operações no setor privado de saúde, da ordem dos milhões e bilhões, torna-se necessário entender o modus operandi das fusões e aquisições à luz de outro tema muito atual: a financeirização da saúde.

Abertura da saúde ao capital estrangeiro – Financeirização da saúde

A abertura da saúde ao capital estrangeiro envolveu uma mudança normativa, com alteração da Lei Orgânica da Saúde nº 8.080, de 1990, mas foi inserida no tipo de estratégia para alavancagem do mercado por ter marcado a guinada do setor de planos privados de saúde ao envolver a entrada destas empresas no mercado financeiro, tendo em vista que a medida impulsionou as operações de fusão e aquisição no setor saúde e colaborou para aumentar os lucros das empresas e as fortunas dos empresários do setor.

Este tema será abordado de forma detalhada no capítulo 3, dedicado à análise do sistema de saúde com foco na relação entre o público e o privado.

ESTRATÉGIAS PARA DIVERSIFICAÇÃO E AMPLIAÇÃO DO MERCADO

Promoção da saúde e prevenção de doenças, medicina de família e atenção primária à saúde

Considerando que o setor suplementar de saúde brasileiro é caracterizado pela prática desarticulada e fragmentada, centrada na figura do médico, hospitalocêntrica e hiperespecializada (Malta et al., 2004), foi introduzida a discussão sobre mudança de modelo assistencial, pautada diante da transição demográfica e epidemiológica e do aumento dos custos em saúde.

Desde o princípio dos anos 2000, algumas empresas de planos de saúde passaram a incorporar preceitos da estratégia de saúde da família, inspiradas em experiências internacionais e na experiência nacional, no âmbito do SUS. Empresa da modalidade autogestão, a Caixa de Assistência aos Funcionários do Banco do Brasil (CASSI), por exemplo, começou a introduzir a estratégia de saúde da família nos seus serviços próprios, no ano de 2001, como eixo norteador da mudança para um modelo de atenção integral à saúde (Alves, 2009).

Em 2005, a ANS passou a estimular de modo mais sistematizado a mudança de modelo assistencial na saúde suplementar ao lançar incentivos para que as empresas de planos de saúde adotassem programas de promoção da saúde e prevenção de doenças voltados aos seus clientes. Diversas ações da agência — como publicação de normativos, manuais técnicos, seminários e pesquisas — sucederam a partir de então (Alves, 2009; ANS, 2009b, 2021g) e proporcionaram a incorporação desta temática no discurso e no marketing das empresas, que inseriram o lema do cuidado e da responsabilidade pela saúde dos seus clientes, prática antes inexistente no setor (Santos; Malta; Merhy, 2008).

Iniciativas para a implementação de programas de atenção primária à saúde (APS) por empresas de planos de saúde também foram estimuladas, incluindo programas estruturados pela estratégia de saúde da família (Alves, 2009; Alves; Ugá; Portela, 2016; Barbosa; Celino; Costa, 2015; Segatto, 2017). Todavia, dentre as experiências desenvolvidas pelos planos de saúde, a maioria se restringia a determinadas condições de saúde (em especial, doenças crônicas) e populações (em geral, adultos e idosos), de modo focalizado e frequentemente com uma abrangência restrita ao universo de clientes.

Nos anos seguintes, observa-se uma tendência no setor suplementar com lenta, mas progressiva, incorporação de preceitos da atenção primária à saúde. Dentre as cooperativas médicas, as estratégias de APS vêm sendo disseminadas desde 2011, incluindo a estruturação de comitê específico e oferta de cursos e capacitações (Unimed Guarulhos, 2016; Unimed Noroeste RS, 2015; Unimed Paraná, 2016; SESCOOP/SP, 2017). Mais recentemente, observa-se também a intensificação da incorporação de estratégias de atenção primária à saúde por operadoras de diferentes portes e modalidades (Segatto, 2017; ANS, 2018d).

Frente ao envelhecimento populacional e ao aumento dos custos em saúde, o desenvolvimento de políticas regulatórias voltadas a promoção da saúde, prevenção de doenças, linhas de cuidado e novas tecnologias contribui para a sustentabilidade do sistema de saúde (Matos, 2019). Dessa forma, a ANS passou a mencionar expressamente a APS na Agenda Regulatória

2016-2018, na qual expressou o compromisso de implementar um programa de indução de boas práticas em atenção primária à saúde (ANS, 2016b).

A partir de cooperação entre ANS e Organização Pan-Americana da Saúde/Organização Mundial da Saúde (OPAS/OMS), foi constituído o Laboratório de Inovação sobre Experiências de Atenção Primária na Saúde Suplementar, onde foram identificadas, reconhecidas e acompanhadas experiências em APS desenvolvidas por operadoras e descritas em publicação da ANS (2018d).

Ainda em 2018, a agência instituiu o Programa de Certificação de Operadoras em APS, em que as operadoras interessadas se submetem a uma auditoria por Entidade Acreditadora em Saúde, reconhecida pela ANS, a partir de parâmetros pré-estabelecidos (ANS, 2018e). Em 2021, a operadora Unimed Litoral-SC foi a primeira a receber a Certificação em APS (Unimed Litoral, 2021).

Em 2020, a ANS lançou o Projeto Cuidado Integral à Saúde, com caráter preparatório para a Certificação em APS, viabilizado mediante colaboração com o Institute for Healthcare Improvement (IHI), a Sociedade Brasileira de Medicina de Família e Comunidade (SBMFC) e o Hospital Alemão Oswaldo Cruz. O projeto contou com a participação voluntária de 15 operadoras na primeira etapa e 14 na segunda etapa, iniciada em 2023 (ANS, 2024f).

A relevância da APS no contexto do setor suplementar de saúde é expressa por diferentes entidades do setor (FENASAÚDE, 2019a, 2019b; UNIDAS, 2021). Em 2018, representantes da cadeia produtiva do setor saúde lançaram documento com propostas que defendiam a atenção primária como porta de entrada do sistema e a maior integração entre o público e o privado (ICOS, 2016, 2018). Ocorreram, inclusive, parcerias público-privadas entre empresas de planos de saúde e hospitais filantrópicos de excelência para treinamento em APS para médicos da rede credenciada (Saúde Business, 2018).

Segundo Lisboa (2020), ainda que a proposta das empresas de planos de saúde — baseada na prestação de serviços assistenciais por médicos de família — pressuponha coordenação e integração do cuidado, ela se configurou como um modelo focalizado, seletivo e não abrangente.

Nota-se a incorporação de políticas e temas originários do SUS pela saúde suplementar, como promoção da saúde, prevenção de doenças, estratégia de saúde da família e atenção primária à saúde, e a aderência por parte das empresas de planos de saúde que enxergaram a potencialidade dessas ações para a redução de custos, além da resolutividade em termos de condições de saúde da população adscrita. Na prática, o alinhamento entre as diretrizes do SUS e a necessidade de gerir os custos pode promover a deturpação de conceitos no seu sentido pleno e a utilização destes para favorecer as estratégias de marketing das empresas, o que será detalhado no tópico "Estratégias de mídia, propaganda e imaginário social".

As propostas que visam difundir o alcance do setor privado na atenção primária à saúde não são exclusividade do setor suplementar. Prova disso é a Medida Provisória nº 890/2019, que instituiu o Programa Médicos pelo Brasil e previu a criação de uma agência para o desenvolvimento da atenção primária à saúde. Embora a justificativa tenha sido "incrementar a prestação de serviços médicos em locais de difícil provimento ou alta vulnerabilidade e fomentar a formação de médicos especialistas em Medicina de Família e Comunidade", a iniciativa teve como pano de fundo favorecer a privatização dos serviços de atenção primária à saúde no SUS (Giovanella et al., 2019).

Face à adesão, ainda que formal, do setor privado às recomendações da APS e às mudanças na natureza público-estatal da institucionalidade da atenção básica no SUS, é plausível supor a disseminação e a generalização de um modelo privatizante para os cuidados primários direcionados aos segmentos de menor renda e à classe média.

Dessa forma, resta evidente que o movimento privatizante vem se ampliando para além do segmento de planos de saúde, com a publicação de medidas que buscam disseminar a privatização da saúde no SUS, apontando o direcionamento governamental para fincar a prestação privada de serviços de saúde, seja pelo SUS ou pelos planos de saúde, como norteadora das políticas de saúde no país.

Proposta para comercialização de planos "acessíveis" ou planos "populares"

A comercialização de planos acessíveis pressupõe a flexibilização das condições de contratação e cobertura, segmentações diferenciadas e autorização para limitar o acesso aos serviços. A promessa é aumentar o acesso da população aos planos de saúde.

A proposta tem sido reiteradamente apresentada pelas entidades representativas das empresas de planos de saúde. Além da tentativa de emplacar essa proposta pelo Legislativo, por meio do projeto de lei que altera o marco regulatório dos planos de saúde, discutido em outro tópico deste capítulo, a aposta foi atuar junto ao Executivo.

Em agosto de 2016, o Ministério da Saúde instituiu um Grupo de Trabalho para discutir o "Projeto de Plano de Saúde Acessível" e, posteriormente, solicitou manifestação da ANS acerca da viabilidade técnica das seguintes propostas (ANS, 2017d, p. 4-5):

- **PLANO SIMPLIFICADO:** cobertura para atenção primária, conforme Rol da ANS, incluindo consultas nas especialidades previstas no Conselho Federal de Medicina – CFM e serviços auxiliares de diagnóstico e terapias de baixa e média complexidade, resolvendo mais de 85% das necessidades de saúde. Nessa proposta não há previsão para internação, terapias e exames de alta complexidade, atendimento de urgência e emergência e hospital dia. Por meio do Plano Simplificado o beneficiário teria mais de 85% das necessidades de saúde atendidas.

- **PLANO AMBULATORIAL + HOSPITALAR:** cobertura de toda atenção primária, atenção especializada, de média e alta complexidade. O paciente passaria obrigatoriamente por uma prévia avaliação realizada por médico da família ou da atenção primária, escolhido pelo beneficiário. Caberá a esse médico encaminhar o paciente para a rede especializada, caso julgue necessário. Havendo indicação para atendimento hospitalar, o beneficiário poderá ser encaminhado para uma segunda avaliação médica que reafirme a necessidade para encaminhamento do procedimento. Vale ressaltar que a cobertura do plano está adaptada à disponibilidade de infraestrutura no município e à capacidade operacional da rede particular;

- **PLANO EM REGIME MISTO DE PAGAMENTO:** oferece serviço por intermédio de contraprestação mensal para cobertura de serviços hospitalares, terapias de alta complexidade e medicina preventiva, bem como, quando necessário, atendimento ambulatorial. Fica sob a responsabilidade do beneficiário o pagamento do procedimento, de acordo com valores previstos em contrato. Os modelos de pré e pós-pagamento serão acordados, assegurando o Rol de Procedimentos da ANS.

O relatório descreve, ainda, as motivações apresentadas pelo Ministério da Saúde para tal solicitação (ANS, 2017d, p. 5):

- A crise econômica que o país atravessa ao longo dos últimos três anos que tem impactado diretamente no mercado de trabalho. Em agosto do ano de 2016, o desemprego aberto atingiu 12 milhões de pessoas. Atualmente cerca de 80% dos vínculos ativos de planos de saúde se concentram nos planos de saúde coletivos (por adesão ou empresarial), assim, o mau desempenho do mercado de trabalho afeta diretamente o mercado de saúde suplementar;
- A redução da massa segurada que eleva as despesas per capita das operadoras e impacta na precificação do produto, o que dificulta ainda mais o acesso da população à saúde suplementar; e
- O intuito de ofertar planos mais acessíveis, com atendimento direcionado para as reais necessidades dos cidadãos brasileiros.

Sob o pretexto de aliviar os gastos do governo com o SUS e viabilizar que mais pessoas tivessem plano de saúde para, dessa forma, contribuir para o financiamento da saúde no Brasil, o Ministério da Saúde defendia o oferecimento de planos de saúde com menos serviços ofertados do que o rol de cobertura mínima obrigatória estabelecido pela ANS, admitindo inclusive que parte dos atendimentos continuasse sendo realizada pelo SUS, dada a menor cobertura dos planos (Laboissière, 2016).

O grupo de trabalho responsável por avaliar a proposta encaminhada pelo Ministério da Saúde realizou consulta interna, com o intuito de receber contribuições do seu corpo técnico, e debate público com duração de três dias, com prazo para envio de contribuições. Posteriormente, o órgão regulador apresentou a seguinte conclusão (ANS, 2017d, p. 47):

> Diante do exposto, conclui-se que as propostas encaminhadas pelo Ministério da Saúde concorrem com ações regulatórias já em andamento na ANS, algumas inclusive já recentemente editadas, como demonstrado no quadro comparativo de posição desta agência.
>
> A despeito de alguns itens necessitarem de maior detalhamento e de estudos de mensuração de seus impactos, temas como atenção básica, coparticipação, diretrizes de utilização, canais digitais de comunicação segunda opinião médica são ações que já ocorrem no mercado, independente de quaisquer sugestões contidas nessas propostas.

Diante das considerações do grupo de trabalho e das manifestações contrárias à proposta, a ANS não publicou medidas normativas para a adoção dos planos populares, nos termos indicados pelo Ministério da Saúde.

A despeito das argumentações para chancelar a criação desse tipo de plano, de acordo com Bahia et al. (2016b), a proposta de comercialização de planos de saúde "acessíveis", "populares" ou "baratos" tem como característica a conformação de contratos com redução de coberturas assistenciais ou formas de copagamentos que inibem a utilização dos serviços de saúde. Tal proposta consiste na desregulamentação das regras de cobertura, na restrição da oferta de especialidades médicas e na menor abrangência territorial dos planos de saúde.

A denominação "acessível" diz respeito aos preços que seriam reduzidos e, desta forma, mais atrativos para o consumidor e passíveis de pagamento por pessoas que não teriam condições financeiras para arcar com os valores regulares dos planos de saúde. No entanto, viabilizar o acesso a um maior número de consumidores não significa ampliar o acesso aos serviços. Pelo contrário, os planos ditos "acessíveis" dão direito a coberturas limitadas que poderiam ser diferentes para cada indivíduo.

Se, atualmente, os consumidores de planos de saúde têm direito aos mesmos procedimentos que estão estabelecidos no rol da ANS, a proposta de planos populares admite que cada consumidor terá acesso a um determinado grupo de procedimentos que poderá variar de contrato para contrato, dependendo das condições estipuladas e da capacidade de pagamento. Isso seria um retrocesso na medida em que retornaríamos à prática das empresas quando não havia regulação dos planos de saúde.

A proposta dos planos acessíveis, se adotada, além de enfraquecer a regulação do setor, deixará o consumidor sem cobertura para procedimentos de alto custo, o que incorrerá em dois desfechos: alguns consumidores buscarão atendimento no SUS, cujo desfinanciamento é utilizado como justificativa para aprovação dos planos populares, e aumentará a judicialização contra os planos de saúde, que já é maior em termos absolutos e relativos em comparação com as demandas contra o SUS.

Telessaúde

Apontada como tendência da organização da produção na saúde (Matos, 2019), a telemedicina foi oficialmente autorizada no Brasil por meio da Lei nº 13.989, de 15 de abril de 2020, que aprovou o uso da telemedicina em caráter emergencial, durante a crise sanitária causada pelo coronavírus. Uma nova forma de prestação da assistência à saúde fez-se, então, necessária para garantir a continuidade dos atendimentos passíveis de ocorrer de forma remota, evitar deslocamentos e aliviar a sobrecarga do sistema de saúde (Brasil, 2020b).

Apesar de o reconhecimento da telemedicina como forma de ofertar serviços ligados aos cuidados em saúde pela OMS datar de 1977, existiam apenas iniciativas isoladas no país. Com a pandemia, os conselhos da área da saúde disciplinaram o exercício das respectivas profissões à distância e foi publicada portaria do Ministério da Saúde que regulamentou as ações de telemedicina no SUS e na saúde suplementar. Com base nesses documentos, a ANS recomendou que as empresas de planos de saúde disponibilizassem recursos de tecnologia de informação e comunicação em suas redes credenciadas (ANS, 2020c). Por fim, foi sancionada a Lei Federal supracitada, que regulamentou a matéria (Brasil, 2020b).

Outros dois projetos de lei foram propostos em 2020 para instituir a telessaúde como forma de acesso para além do período de pandemia: o PL 1.998/2020, para autorizar e definir a prática da telemedicina em todo o território nacional, e o PL 2.394/2020, que busca autorizar aos profissionais da área da saúde o exercício da profissão à distância por meio de tecnologias. Em maio de 2021, ambos os projetos estavam em tramitação (Brasil, 2020c, 2020d).

As empresas de planos de saúde e os serviços privados se adequaram rapidamente à nova medida. Junto com a suspensão dos atendimentos eletivos nas fases em que foram adotadas medidas de isolamento social, a telemedicina favoreceu a redução das despesas assistenciais no primeiro ano da pandemia. Dado o alcance e o potencial da telemedicina para conter custos, provavelmente as empresas serão favoráveis à permanência dessa nova ferramenta para viabilizar a prestação da assistência à saúde. No Brasil, a implantação da telemedicina constituiu mais uma vertente da discrepância entre o público e o privado na saúde, pois foi implantada durante a pandemia somente para clientes de planos de saúde ou para consulta particular.

Em 2022, o Conselho Federal de Medicina publicou a Resolução nº 2.314, regulamentando a telemedicina e abrangendo as seguintes modalidades de teleatendimento médico: teleconsulta; teleinterconsulta; telediagnóstico; telecirurgia; telemonitoramento ou televigilância; teletriagem; e teleconsultoria (CFM, 2022).

Além da telemedicina, a maior parte das inovações tecnológicas em curso têm relação com o setor saúde, como big data, avanços nas ferramentas de tecnologia de comunicação e informação, impressão em 3D, nanotecnologia e robótica avançada (Chiavegatto Filho, 2015; Maldonado, 2019). Tais inovações trazidas pela quarta revolução tecnológica, a Revolução 4.0, têm o potencial de aumentar a qualidade de vida (Gadelha, 2019), ampliar a oferta de serviços de saúde em locais mais distantes e expandir o acesso à medicina especializada (Maldonado et al., 2012). No entanto, caso todos os avanços em ciência, tecnologia e inovação sejam apropriados pelos interesses econômicos do capital, poderão ser gerados impactos negativos para a população, com a ampliação das desigualdades frente ao risco de restrição de acesso a esses avanços e à perda de uma visão de saúde coletiva (Gadelha, 2019).

Com o desenvolvimento das tecnologias que utilizam inteligência artificial (IA), foram amplificadas as possibilidades de sua aplicação na saúde, incluindo auxílio no diagnóstico, tratamento de doenças e monitoramento das condições de saúde, além de a IA poder apoiar setores como vigilância em saúde, gestão de sistemas, auditoria e pesquisas.

ATUAÇÃO POLÍTICA E IMAGINÁRIO SOCIAL

Estratégias de lobby

As propostas provenientes de entidades representativas do setor privado de saúde e de grandes grupos econômicos compõem o leque de estratégias que visam resguardar os interesses desse setor ao buscarem articulação no Parlamento para influenciar a formulação de políticas públicas (Bahia; Scheffer, 2018). A participação ativa nos períodos eleitorais complementa o rol de ações, com apresentação de análises e propostas aos candidatos (CNSEG, 2018).

Investimento em ensino, pesquisa e inovação

Outra forma de ampliar o espectro de atuação das empresas de planos de saúde e se manter atuante na esfera decisória é o investimento em centros de estudo, realização de pesquisas e organização de eventos com a participação de órgãos públicos.

Observa-se tanto a realização de cursos voltados para a temática saúde suplementar (FGV, 2019a) como eventos incluindo a participação de órgãos do governo para a discussão e a implementação de políticas (FGV, 2019b) e a formação de institutos de pesquisa privados com foco em estudos para embasar políticas na área de saúde suplementar, inclusive no tocante ao financiamento (IESS, 2021), e em estudos clínicos (IDOR, 2021).

Recentemente, a maior rede privada de hospitais do país investiu em um complexo de assistência médica, ensino, pesquisa e inovação após adquirir um hospital localizado no Rio de Janeiro via leilão judicial, empreendimento que contou com a restauração de edificações tombadas pelo patrimônio histórico (Paula, 2017) e foi inaugurado em 2020. O complexo hospitalar abarca um instituto de pesquisa, funcionante desde 2010, que tem parcerias com grandes instituições públicas de ensino e com universidades no exterior (IDOR, 2021). Embora esse movimento tenha sido proveniente de um grupo hospitalar, trata-se de uma grande rede que atende a diversos planos de saúde e, certamente, repercutirá em uma mudança no cenário da saúde suplementar, sendo oportuna a análise por um olhar mais amplo sobre os desdobramentos para o sistema de saúde brasileiro.

Estratégias de mídia, propaganda e imaginário social

No tocante aos meios de comunicação, constata-se uma supervalorização do modelo privatista excludente de saúde em detrimento do sistema público e universal de saúde. As notícias mostram pacientes que não conseguem atendimento no SUS, enquanto as propagandas dos planos de saúde prometem acesso facilitado a consultas, exames e internações.

Em 2015, ter plano de saúde foi considerado o terceiro maior desejo dos brasileiros, perdendo apenas para educação e casa própria (IESS, 2015). O desejo por plano de saúde tem relação com o acesso aos serviços de saúde, diante da dificuldade e da peregrinação na busca por cuidados no SUS somadas ao imaginário social de que os planos têm melhor acesso, qualidade e resolutividade, fato que pode ter sido ainda mais exacerbado durante a pandemia, diante da dificuldade de acesso aos serviços públicos de saúde, conforme apontado em estudos (Costa et al., 2020, Massuda; Tasca; Malik, 2020; Portela et al., 2020; Santos et al., 2021).

Desde o surgimento dos planos e seguros privados de saúde, a propaganda era baseada no acesso facilitado a serviços de alta tecnologia, o que incitava a ideia de que quanto mais procedimentos, mais saúde. No entanto, recentemente esse slogan tem sido substituído pela introdução do médico de família em planos voltados para a atenção primária à saúde, disseminando a ideia da prevenção de riscos e doenças a partir do médico de família que conhece as necessidades de cada indivíduo sob sua responsabilidade.

As notícias mostram pacientes que não conseguem atendimento em clínicas da família, enquanto os clientes de planos de saúde têm acesso facilitado a consultas, exames, internações e ao recente investimento do setor suplementar de saúde, os médicos de família. O setor privado enxerga, então, no modelo inspirado nos princípios do SUS, mais um nicho de mercado promissor e, ao mesmo tempo, utiliza-se da imagem depreciativa do SUS para atrair novos clientes.

A falta de leitos públicos durante a pandemia de Covid-19, que escancarou a insuficiência histórica de recursos do SUS, somada à má gestão governamental no enfrentamento da maior crise sanitária mundial, exacerbou as discrepâncias entre a assistência pública e a privada no país, corroborando com o enfraquecimento do papel do SUS. Por outro lado, movimentos de apoio ao SUS foram iniciados durante a campanha de vacinação contra a Covid-19, que ocorreu de forma totalmente gratuita pelo sistema público de saúde. Embora avançando a passos lentos, a população começou a demonstrar apreço e reconhecimento à importância do SUS para todos.

CONSIDERAÇÕES FINAIS

As análises realizadas no âmbito desta publicação evidenciam a histórica adoção de medidas para a preservação e a expansão do setor privado de saúde no país e destacam como esse processo se consolida com apoio governamental e em dissonância com os princípios e bases instituídos para o sistema de saúde no Brasil.

A crise econômica afetou o setor público de saúde, com o contingenciamento de recursos, e o setor privado, que enfrentou retração dos seus mercados habituais, tendo em vista o aumento do desemprego — com a consequente perda do plano de saúde coletivo empresarial por trabalhadores formais — e a perda dos planos individuais por profissionais autônomos e clientes que não têm condições de continuar arcando com as mensalidades elevadas.

A crise econômica enfrentada pelo país se refletiu tanto no número de consumidores de planos de saúde quanto no aumento de processos judiciais contra operadoras de planos de saúde. Estas, por sua vez, estão articuladas com instâncias do governo e lançam estratégias para, a partir do uso de fundos públicos, diversificar atividades, mitigar prejuízos e ampliar o mercado privado de saúde.

A redução de clientes não afetou a lucratividade nem as margens líquidas das empresas (Sestelo, 2018), as quais apresentaram aumento da receita acima das despesas assistenciais (Carvalho, 2019), principalmente no período da pandemia de Covid-19.

Constata-se que o mercado privado de saúde no Brasil mantém a tendência de expansão durante períodos de crise econômica, uma contratendência cujo pano de fundo é o forte protagonismo e o dinamismo das empresas de planos de saúde e suas entidades representativas e as estratégias que envolvem medidas governamentais que promovem a preservação do setor privado de saúde e a sua expansão.

A reconfiguração das estratégias de atuação do setor privado de saúde ocorre com incentivo governamental, à custa da deterioração dos serviços públicos. Enquanto o segmento dos planos de saúde reestrutura e diversifica suas ações empresariais de forma dinâmica, o Estado fomenta políticas públicas que sustentam a preservação e a ampliação deste setor. A grande adaptabilidade do segmento privado aos diferentes ciclos econômicos não prescinde, portanto, de suportes governamentais seletivos e intensificados em contextos recessivos.

É evidente o grande alicerce governamental que funciona como base de sustentação do setor privado de saúde. O apoio público à expansão dos planos de saúde tem múltiplas facetas e se constitui como política histórica de Estado, que sustenta o avanço do mercado de planos de saúde em detrimento do SUS universal. Frente à crise econômica, temos o paradoxo governamental: congelar gastos com saúde pública enquanto subsídios fiscais e políticas de incentivo à disseminação dos planos de saúde são mantidos.

A redução do financiamento da saúde pública em tempos de crise econômica ocorre justamente num período no qual a busca por serviços públicos aumenta. Diante da onda de sucateamento do SUS e da retração do mercado no período de recessão econômica, o setor privado de saúde se reinventa, apresentando propostas baseadas na desregulamentação do setor e no oferecimento de novos produtos a custos mais baixos, com redes assistenciais de menor qualidade ou próprias/verticalizadas, a fim de angariar novos clientes provenientes das classes C e D, bem como ampliar a gama de usuários em planos coletivos por adesão ao oferecer esse tipo de plano a clientes que perderam seus planos individuais ou planos coletivos empresariais.

A possibilidade de deduzir os valores despendidos com despesas médicas de forma ilimitada reduz ainda mais os recursos para o financiamento do SUS, já tão sucateado, e amplia as desigualdades do sistema de saúde brasileiro ao beneficiar as camadas mais abastadas da população. As políticas atualmente em discussão e as tentativas de alterar a lei que rege os planos de saúde, buscando maiores benefícios e a desregulamentação do setor privado, vis-à-vis à forte atuação política das entidades representativas dos planos de saúde, tendem a agravar estas iniquidades.

Ao analisar a trajetória da regulação do setor suplementar e as tendências para o sistema de saúde diante de cenários nacionais e internacionais projetados, Matos (2019) constatou como cenário mais desfavorável o contexto de acirramento da crise econômica com a consequente manutenção das condições de subfinanciamento do SUS e a impossibilidade de o mercado de saúde suplementar suprir a demanda diante dos preços elevados e da diminuição da renda das famílias.

Ainda assim, aspectos econômicos, políticos e sociais permeiam as estratégias identificadas no presente estudo e fornecem sustentação e ambiente propício para a disseminação do mercado privado, favorecendo o processo de capitalização da saúde no país a partir de uma base pública que fornece sustentação ao setor, a despeito do aporte insuficiente de recursos para o SUS.

De acordo com Bahia (2018), o setor privado recria novos arranjos a partir dos já existentes, o que configura sua capacidade de reorganização empresarial. Tal fato fica evidente neste estudo na medida em que a maior parte das propostas e estratégias é adotada desde o surgimento do setor privado de saúde até os tempos atuais de crise econômica, a fim de diversificar o mercado e alavancar a venda de planos privados de saúde para a população, demonstrando a capacidade do setor de se reinventar e se adaptar aos diferentes ciclos econômicos.

As estratégias adotadas têm viabilizado a diversificação do mercado privado de saúde e permitido atrair mais clientes para a esfera suplementar. A despeito da crise econômica e da breve redução do número de clientes no período de 2015 a 2017, por conta de seu agravamento, os dados disponíveis demonstram que as empresas de planos de saúde continuaram aumentando suas receitas anualmente (ANS, 2021a). A perda da clientela é usada como justificativa para lançar novas estratégias e buscar maior inserção governamental para emplacar propostas visando ampliar a comercialização de planos de saúde e, consequentemente, seus ganhos financeiros.

As estratégias que antecederam a crise econômica iniciada em 2014 permeiam diferentes ciclos econômicos, pois foram iniciadas em períodos anteriores à crise e permaneceram vigentes ou mesmo se intensificaram após o período de recessão. As fusões e aquisições de planos de saúde e hospitais privados, por exemplo, intensificaram-se após a abertura do capital estrangeiro à saúde e continuaram "a todo vapor" durante a crise sanitária derivada da pandemia de Covid-19, a despeito da falta de recursos, inclusive de leitos de UTI para o devido atendimento à população.

Embora os ciclos econômicos impactem no mercado privado de saúde, evidencia-se que o setor consegue se preservar em períodos de crise econômica e, inclusive, recuperar o número de consumidores em um ano de piora da crise econômica e sanitária, dada a pandemia de Covid-19.

Examinar com a devida atenção os indícios de dependência da expansão das coberturas privadas aos ciclos de crescimento econômico é duplamente relevante. Em primeiro lugar, o contexto de restrição fiscal e dos orçamentos públicos para a saúde pode estimular empresas privadas de pré-pagamento. No Brasil, as estratégias empresariais de atração de investidores estrangeiros combinaram-se com a atuação para a obtenção de créditos junto a instituições públicas e a ampliação de deduções e isenções fiscais.

Frente às tensões delineadas recentemente pela crise econômica e política e o cenário mundial de crise sanitária, as empresas de planos e seguros de saúde que adquiram expressão econômica e política no período de crescimento do emprego e renda buscam acionar estratégias de intensificação do uso de fundos públicos para mitigar prejuízos e diversificar atividades.

A política de desoneração representa gastos indiretos do Estado com incentivo ao setor privado e contribui para o déficit público, pois reduz a arrecadação tributária nacional e compromete o desenvolvimento econômico (Alves, 2018). Nesse sentido, a destinação de fundos públicos para o setor privado impede a efetivação do SUS constitucional (Bahia, 2018), na medida em que se retiram verbas que poderiam ser destinadas aos serviços públicos em prol do avanço do capital privado na saúde.

Constata-se a intensa organização do setor privado de saúde, com propostas elaboradas para proceder à reforma do sistema de saúde brasileiro, inclusive com apresentação e atuação política perante os Poderes Legislativo e Executivo, o que demonstra a forte presença do segmento privado nessas esferas. Na esfera Judiciária, é um setor que provoca bastante a busca por garantia de direitos por parte dos clientes de planos de saúde.

As estratégias relatadas no presente capítulo permearam todo o período da pandemia de Covid-19, tornando ainda mais evidente a forte atuação do setor privado de saúde para a preservação, a diferenciação e a alavancagem do mercado, atuação que ocorreu em dissonância com o SUS, enquanto diversas localidades do país enfrentavam a falta de leitos de UTI para internação e hospitais privados possuíam leitos ociosos, conforme relatado por estudos que aprofundaram a questão (Costa et al., 2020; GPDES; GEPS, 2020).

Fato que marcou a triste realidade vivenciada no Brasil e a discrepância entre o público e o privado na saúde foi a comemoração de uma operação bilionária por empresários da saúde enquanto o país experenciava um dos momentos mais críticos da pandemia, com aumento descontrolado do número de casos, sinalizando a supremacia do capital em detrimento da saúde da população.

Além do intenso movimento de concentração, verticalização e internacionalização que alavanca e fortalece o segmento privado, observa-se forte atuação política e social. A demarcação de território do setor privado de saúde avança pelas áreas de ensino, pesquisa e inovação, envolvendo o investimento em centros de estudo e parcerias com instituições públicas.

Os ataques ao SUS precedem a pandemia e foram gravemente exacerbados por esta. Ao comentar as declarações do ministro da Saúde no início do governo empossado em 2019, que defendeu o fim da gratuidade universal do SUS para as maiores faixas de renda, Matos (2019, p. 11) apontou desafios que se fizeram ainda mais proeminentes nesse período pandêmico:

> Uma mudança efetiva nos rumos da Saúde passa pela necessidade de reafirmar os princípios da saúde coletiva ainda que em ambiente político e econômico adverso, adotando uma agenda mínima que viabilize a sustentabilidade econômico-financeira dos sistemas de saúde. O grande desafio que o cenário atual nos coloca é exatamente buscar a solvência em ambiente de crescimento da insolvência, buscar a igualdade em ambiente de aprofundamento das desigualdades, além de tentar construir um olhar solidário e fraternal em ambiente radicalizado e individualista.

Nota-se a importância da mobilização da sociedade civil para estancar ou, ao menos, frear a proeminência do capital perante a saúde, tendo em vista que as manifestações ocorridas em várias situações de debate foram cruciais para evitar a publicação de normas que certamente somariam retrocessos ao cenário da saúde no Brasil. Faz-se mister estabelecer e fincar esses espaços de debate democrático e ampliar a abrangência da atuação para que o movimento sanitário tenha tanta influência política quanto os empresários da saúde, estabelecendo ação enérgica e organizada em prol da garantia de direitos de saúde e cidadania.

É imprescindível que os problemas enfrentados pelos consumidores de planos de saúde sejam, de fato, levantados, solucionados ou, ao menos, amenizados pelas ações e decisões tomadas pelos Três Poderes no Brasil, de forma a garantir a efetividade da regulação dos planos de saúde e a contribuir para a conformação de um sistema nacional de saúde voltado para a proteção à saúde da população e aos direitos de cidadania.

Torna-se de suma relevância aprofundar os estudos a fim de identificar o desempenho econômico das empresas de planos de saúde perante os distintos ciclos econômicos, bem como promover estudos e políticas alternativas para a regulação e a regulamentação das interfaces público-privadas, buscando minimizar a força avassaladora com que a ascensão do capital estrangeiro avança, deixando um rastro destrutivo no sistema público universal de saúde.

“UNIVERSALISMO PRIVATIZANTE” E A “TRÍADE DA DESIGUALDADE”:

“SUSTENTAÇÃO” DOS PLANOS PRIVADOS DE SAÚDE NO BRASIL

A adoção de estratégias que promovem a expansão do setor privado de saúde é histórica e foi intensificada a partir da crise econômica iniciada em 2014 (Costa, 2022). As discrepâncias entre o público e o privado originaram análises fundamentais sobre o sistema de saúde no Brasil (Faveret Filho; Oliveira, 1990; Bahia, 2009). O desenrolar da crise econômica e o início da crise sanitária derivada da pandemia de Covid-19 trouxeram novos elementos que necessitam ser destrinchados nas análises atuais, dada a intensa repercussão das referidas crises no sistema de saúde brasileiro.

Nesse sentido, o presente capítulo tem como objetivo formular análises, conceitos e reflexões sobre como o princípio da universalidade se expressa no sistema de saúde brasileiro, considerando as desigualdades entre o mix público e privado na saúde e o contexto de crise econômica e sanitária, bem como apontar os principais desafios envolvendo a tríade SUS, setor privado de saúde e fundamentos valorativos que norteiam as políticas de saúde no país.

TEORIAS EXPLICATIVAS: HISTÓRICO

O processo de formulação e implementação do SUS pode ser analisado sob o prisma de teorias que avaliam a evolução estrutural do sistema de saúde, os mecanismos de financiamento e a relação entre o público e o privado na saúde.

Ao analisarem o projeto de reforma sanitária em uma perspectiva internacional, Faveret Filho e Oliveira (1990) lançaram a tese da "universalização excludente".

Na década de 1920, foram instituídas as Caixas de Aposentadorias e Pensões (CAP), cuja forma de financiamento envolvia a participação dos empregadores, empregados e Estado. Na década seguinte, foram criados os Institutos de Aposentadorias e Pensões (IAP), que beneficiavam categorias profissionais e se diferenciavam de acordo com a estrutura da categoria, sua capacidade de pagamento e articulação com o Estado (Faveret Filho; Oliveira, 1990).

A partir da promulgação do SUS, o movimento de expansão do sistema baseou-se na inclusão de grupos menos privilegiados, o que não foi acompanhado pela expansão da rede de serviços. Os mecanismos de racionamento adotados para conter a demanda ampliada perante a lenta ampliação da oferta resultaram em queda na qualidade dos serviços, expulsando diversos segmentos sociais, que passaram a buscar os serviços do subsistema privado (Faveret Filho; Oliveira, 1990).

No caso brasileiro, a universalização do sistema público de saúde rompeu com a tradição de garantir serviços de saúde via corporações profissionais para iniciar uma nova tradição no sentido de ação social do Estado ao reconhecer a saúde como direito de cidadania. No entanto, não incluiu todos os segmentos sociais (Faveret Filho; Oliveira, 1990).

A inserção dos segmentos mais abastados poderia atenuar as barreiras de acesso ao sistema, a partir da articulação política e da maior pressão para ampliação da oferta de serviços de saúde. Em contrapartida, os mecanismos de racionamento foram driblados pela viabilização do acesso pela via privada. Dessa forma, houve redução do espectro político em defesa do sistema público de saúde, que deixou de ser o referencial para essa população proveniente dos setores sociais médios e empregados (e dependentes) das grandes empresas privadas (Faveret Filho; Oliveira, 1990).

O modelo da reforma sanitária ocorrida no Brasil — apesar de ter se inspirado no sistema inglês, que assumiu a saúde como um direito social e garantiu acesso universal com predomínio do setor público na oferta de serviços — assemelha-se ao modelo norte-americano, baseado no Estado residual que arca apenas com os grupos incapazes de obter acesso aos serviços privados de saúde. Segundo os autores, três evidências marcaram os EUA como uma referência para a análise estrutural do sistema de saúde brasileiro: a composição do gasto público e privado na oferta de serviços de saúde; a caracterização das clientelas dos subsistemas público e privado; e a forma de financiamento privado baseado em planos e seguros de saúde individuais ou de grupo (Faveret Filho; Oliveira, 1990).

Em 2009, Bahia desenvolveu as teorias de "universalização mitigada" e "estratificação subsidiada" para elucidar a evolução do componente privado e as mudanças significativas nas bases materiais e políticas do sistema de saúde brasileiro. O termo "universalização mitigada" refere-se ao fato de o acesso universal às ações e aos serviços de saúde não ter realmente se efetivado no Brasil, esmaecido por fatores como a redução do volume de recursos federais para a saúde e a incapacidade de viabilizar o acesso ao conjunto da população, em especial a procedimentos especializados. A mercadorização da oferta de serviços privados, aliada à universalização do acesso público restrita à atenção básica e a uma parcela pequena dos procedimentos de alto custo, não estabelece as condições necessárias para que o direito à saúde se transforme, de fato, em um direito de cidadania (Bahia, 2009).

Já a "estratificação subsidiada" remete à intensificação da privatização do financiamento e da provisão de serviços de saúde, bem como aos diferenciais de acesso e qualidade em função do status sócio-ocupacional, a expensas de subsídios e políticas públicas de estímulo à aquisição de planos privados de saúde (Bahia, 2009).

Os termos "reestratificação da oferta" e "reestratificação do acesso e utilização" também são utilizados. Este, para definir as disparidades distributivas na prestação de serviços entre o público e o privado, enquanto aquele se refere à destinação exclusiva de estabelecimentos filantrópicos de primeiro nível para determinado perfil de clientela e à fragmentação regulada decorrente da expansão de planos de saúde com redes de atendimento e serviços mais restritas e planos de copagamento para funcionários públicos e profissionais que ocupam postos de trabalho menos especializados (Bahia, 2009).

A autora pontua duas dimensões dos fluxos financeiros assistenciais entre o público e o privado. A primeira diz respeito à concentração de clientes de planos de saúde nas regiões Sul e Sudeste e às desigualdades na utilização de serviços, visto que o Brasil destina mais recursos financeiros para quem está vinculado aos planos de saúde do que para as ações universais. O segundo aspecto remete ao volume de serviços, diante dos maiores valores de remuneração dos procedimentos pelas empresas de planos de saúde em comparação aos valores praticados pelas instituições públicas, além da maior atração de clientes por conta da garantia de acesso e qualidade dos serviços (Bahia, 2009).

Fazem parte deste contexto, ainda, os reflexos das mudanças nas relações laborais nas organizações públicas e privadas decorrentes de arranjos que não configuram relação de emprego, como as cooperativas de trabalho e a realização de contratos entre estabelecimentos de saúde e empresas de planos de saúde que passaram a realizar contratos empresa-empresa e não com cada profissional de saúde, desvalorizando o trabalho coletivo e favorecendo a fragmentação do cuidado (Bahia, 2009).

O SISTEMA DE SAÚDE BRASILEIRO EM TEMPOS DE CRISE ECONÔMICA E SANITÁRIA

As teorias anteriormente citadas contemplaram análises sobre a conformação do mix público e privado ao longo do tempo. A crise econômica e, posteriormente, a crise sanitária devido à pandemia de Covid-19 agregaram novos elementos que, diante do dinamismo dos acontecimentos e das interfaces com o sistema de saúde, demandam novas análises teóricas.

O presente estudo propõe a análise do sistema de saúde brasileiro com ênfase em sete eixos que embasam a construção da tese denominada "Universalismo Privatizante". A sistematização expressa o movimento de universalização do componente privado na saúde, englobando tanto a desigualdade histórica entre saúde pública e privada no país como aspectos mais recentes e tendências perante a crise econômica e sanitária.

A seguir, a representação diagramática do Universalismo Privatizante (Figura 3) e os tópicos que discorrem sobre as dimensões analisadas.

FIGURA 3. DIAGRAMA DO UNIVERSALISMO PRIVATIZANTE: (DES)ORIENTAÇÃO DO SISTEMA DE SAÚDE EM TEMPOS DE CRISE ECONÔMICA E SANITÁRIA

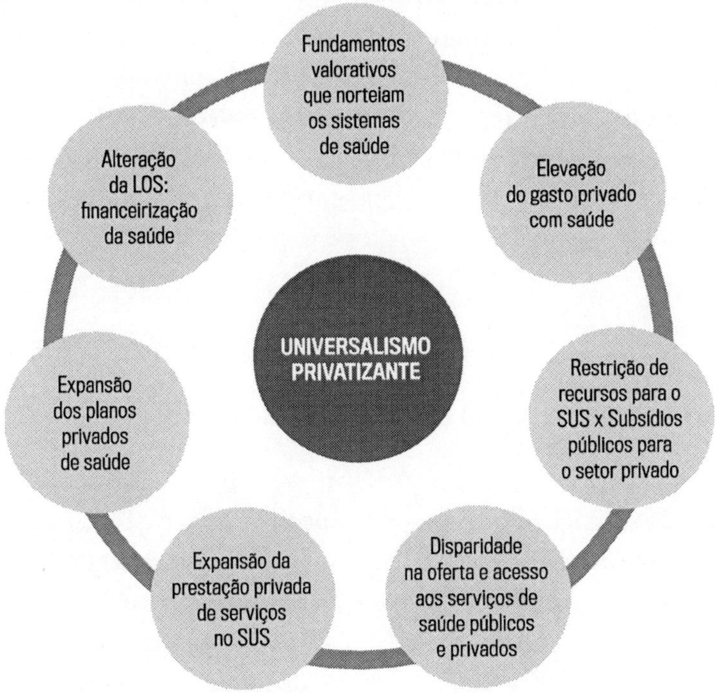
Fundamentos valorativos que norteiam os sistemas de saúde
Elevação do gasto privado com saúde
Restrição de recursos para o SUS x Subsídios públicos para o setor privado
Disparidade na oferta e acesso aos serviços de saúde públicos e privados
Expansão da prestação privada de serviços no SUS
Expansão dos planos privados de saúde
Alteração da LOS: financeirização da saúde
UNIVERSALISMO PRIVATIZANTE

FONTE: Elaboração própria.

Elevação do gasto privado em saúde

O predomínio do gasto privado em saúde fica evidente a partir do panorama relativo ao montante de recursos mobilizados por cada um dos subsetores. Análises permitem identificar que o gasto público em saúde no Brasil apresentou pequenas oscilações entre 2001 e 2018 e tem se mantido na faixa de 3,9% do PIB nos últimos anos da série histórica, abaixo da média mundial de 6% do PIB. O gasto privado em saúde foi de 58% em 2018 (Costa, 2022), enquanto em 2021 foi de 54,3%, seguindo a tendência global de queda[8] (World Bank, 2024).

8. Disponível em: **https://databank.worldbank.org/source/world-development-indicators**.

Embora o percentual do PIB destinado ao gasto total com saúde no Brasil (9,5%) se aproxime da média dos países da Organização para a Cooperação e Desenvolvimento Econômico (OCDE) (12%), o componente do gasto privado em saúde maior do que o gasto público faz com que o país se assemelhe mais aos EUA, diferindo do padrão observado em países desenvolvidos que têm sistemas de proteção social. Grã-Bretanha e Suécia apresentam gasto público em torno de 80% do total de gastos em saúde (Costa, 2022).

Os efeitos da crise econômica foram sentidos pelo sistema de saúde brasileiro, tendo em vista a estagnação do gasto público em saúde e a redução do gasto público per capita (Costa et al., 2022).

Restrição de recursos para o SUS x subsídios públicos para o setor privado

A despeito da restrição de recursos financeiros para o SUS como medida para enfrentar a crise econômica, dados apresentados no segundo capítulo e estudos apontam o aumento do gasto tributário com saúde por dedução de despesas médicas no Imposto de Renda de Pessoa Física (IRPF) e assistência médica a empregados no Imposto de Renda de Pessoa Jurídica (IRPJ), bem como dos subsídios governamentais que favorecem as empresas de planos de saúde (Alves, 2018; Andreazzi; Ocké-Reis, 2007; Costa et al., 2022; Costa; Bahia, 2022; Mendes; Weiller, 2015; Ocké-Reis, 2013, 2014, 2018; Ocké-Reis; Fernandes, 2018; Piola et al., 2010).

Conforme também informado no capítulo anterior, o instituto do ressarcimento ao SUS, devido pelas empresas de planos de saúde quando clientes utilizam o SUS para realizar procedimentos cobertos pelo plano, aumentou expressivamente a partir da crise econômica. Dentre as maiores devedoras, figuram empresas que realizaram transações bilionárias de fusões e aquisições no setor privado de saúde no último ano contabilizado (Costa; Bahia, 2022). Ressalta-se que a realização de procedimentos no SUS por clientes de planos de saúde é marcante em localidades que têm vasta rede privada de saúde e elevados percentuais de consumidores de planos de saúde, ou seja, a realização de procedimentos no SUS por clientes de planos de saúde não ocorre somente por ausência de serviço privado de saúde na região (ANS, 2015; Costa; Bahia, 2022).

Mantidos como forma de compensar a incapacidade de atendimento do SUS a toda a população devido ao seu histórico de desfinanciamento, os subsídios fiscais e as políticas de apoio ao setor privado de saúde não desoneram o SUS. A população que tem planos de saúde continua utilizando o SUS para vacinação, urgência e emergência, internações, parto e procedimentos de alto custo, conforme já citado.

O agravamento da crise econômica, com aumento do desemprego e queda na renda, é um fator que contribui para aumentar a busca por serviços públicos — fato que, por si só, deixa clara a necessidade de ampliar os investimentos em saúde pública. A pandemia de Covid-19 escancarou essa necessidade e o descompromisso governamental inolvidável com a construção de um SUS robusto e de qualidade, nos termos defendidos pela Constituição Federal brasileira.

O gasto tributário, o patrocínio de parte da mensalidade dos planos de saúde de servidores públicos e seus dependentes, os financiamentos concedidos por bancos públicos a empresas de planos de saúde, as demais isenções fiscais, o não ressarcimento ao SUS, e a prestação de serviços de saúde por meio de OSS contribuem para aumentar os gastos indiretos do Estado, enquanto faltam recursos para investir em políticas sociais, incluindo a saúde pública, o que configura a "SUStentação" do mercado privado de saúde. Ou seja, o redirecionamento de recursos que poderiam ser destinados ao SUS, mas fazem parte da política de apoio à expansão do setor privado de saúde.

Vale ressaltar que as OSS também contam com subsídios públicos e benefícios fiscais, haja vista serem qualificadas como entidades filantrópicas, a despeito de exercerem estratégias de gestão e prestação de serviço próprias de organizações privadas lucrativas. Estas empresas podem, inclusive, aplicar seus excedentes financeiros no mercado de capitais (Morais et al., 2018).

Diante da crise econômica, a via escolhida para retomar o crescimento econômico foi suprimir os gastos com políticas sociais por 20 anos, por meio da alteração do regime fiscal, mas nenhum movimento foi feito para ampliar a arrecadação tributária através da redução das desonerações fiscais e isenções concedidas ao setor privado, o que reduz sobremaneira a receita tributária nacional.

Para além das desonerações fiscais, as políticas de saúde são peças-chave nesse processo, corroborando as discrepâncias entre o público e o privado na saúde. O desmonte de políticas públicas de saúde contribui para o enfraquecimento do SUS e apresenta retrocessos para a sociedade — tal como ocorrido com a Política Nacional de Atenção Básica, o programa Mais Médicos e as políticas de saúde mental —, enquanto o leque de ações governamentais que propicia o avanço do setor privado de saúde é fortalecido com novos arranjos e políticas que favorecem o campo de atuação do setor privado e atendem aos anseios do capital. A título de exemplo, pode-se citar a Política Nacional de Saúde Suplementar para o Enfrentamento da Pandemia da Covid-19 (Brasil, 2021a), que, mesmo tendo sido publicada no segundo ano da crise sanitária que assolava o país, e após a ocorrência de colapso nas redes públicas de saúde de vários municípios, não estabeleceu claramente as formas de interação entre o público e o privado, a fim de mitigar os efeitos da crise sanitária, e tampouco evitou a ocorrência de filas à espera de leitos de UTI.

Desigualdades entre o público e o privado na saúde

O Brasil tem diversas heterogeneidades demográficas, econômicas e sociais, que repercutem no sistema de saúde, com marcantes iniquidades na capacidade assistencial entre as cinco regiões do país (Paim et al., 2011). Persistem grandes desigualdades regionais no acesso a serviços — oferta de médicos ou leitos per capita e número de beneficiários de planos de saúde, por exemplo —, a despeito do crescimento de indicadores de desenvolvimento socioeconômico no século atual (Albuquerque et al., 2017).

As disparidades entre o público e o privado na saúde são históricas. A maioria dos recursos assistenciais hospitalares e de diagnóstico é privada e atende tanto ao setor privado quanto ao setor público (Viacava et al., 2018). Os leitos de terapia intensiva incluem-se entre as maiores deficiências na oferta de cuidados à saúde do SUS. Em função da expansão de hospitais privados e de dificuldades de investimento público, a proporção dos leitos SUS para internação em Unidade de Terapia Intensiva (UTI) era 63% em 2000 e diminuiu para 53,4% em 2019 (Brasil, 2020b). Dado de julho de 2024 demonstra que esse percentual se manteve estável (53,7%) (Brasil, 2024d).

Além disso, existe desproporção de recursos para acesso e uso, segundo estratificação e tipo de procedimento. Os leitos de internação de maior complexidade no país, como os de UTI Tipo III, têm uma tendência de concentração ainda maior nas regiões Sul e Sudeste (superior a 4 leitos/100 mil habitantes). Já na região Norte, a taxa é de 1,1 leito de UTI Tipo III/100 mil habitantes, agravada pelo fato de 97% desse tipo de leito estarem disponíveis somente para o setor privado (Brasil, 2024d). Dessa forma, os recursos assistenciais em saúde tendem a ser triplamente concentrados, de acordo com características regionais, demanda e oferta pública ou privada e complexidade dos recursos assistenciais.

Estudo que analisou as repercussões da crise econômica no sistema de saúde brasileiro apontou a redução da oferta e do acesso aos serviços públicos de saúde, enquanto o setor suplementar ampliou a produção assistencial (Costa et al., 2022).

No que tange à distribuição de recursos, estudos demonstram a redução do volume de recursos para o SUS e o aumento de receitas provenientes de contraprestações pecuniárias e dos lucros dos planos de saúde durante o período de crise econômica no Brasil — iniciado em 2014 e aprofundado em 2019 pela crise sanitária deflagrada pela pandemia de Covid-19 (Andrietta et al., 2021; Costa et al., 2022; Costa; Bahia, 2022).

A conjuntura recessiva no Brasil, entre 2014 e 2016, refletiu-se na queda do número de consumidores de planos de saúde. No entanto, não foram observados impactos nas receitas das empresas, as quais adotaram comportamentos similares aos das seguradoras de saúde dos EUA após a crise mundial iniciada em 2008, tendo em vista que foram utilizados mecanismos para preservar o mercado e manter a lucratividade do setor. O mesmo padrão foi identificado durante a pandemia de Covid-19, quando as empresas de planos e seguros de saúde brasileiras e norte-americanas continuaram angariando lucros e aumentando receitas, a despeito da crise econômica e sanitária (Costa; Bahia, 2022).

No início da pandemia de Covid-19, dificuldades de acesso a leitos de terapia intensiva eram de amplo conhecimento público, tanto em função dos processos judiciais quanto de denúncias divulgadas pela mídia (Cerqueira et al., 2020; Costa et al., 2020). O primeiro ano da pandemia no Brasil foi marcado pela falta de leitos de UTI públicos em várias cidades, enquanto havia leitos disponíveis em hospitais privados (Costa et al., 2020).

Dessa forma, a crise econômica iniciada em 2014 e a crise sanitária causada pela pandemia de Covid-19 aprofundaram as disparidades relacionadas ao financiamento, à oferta e ao acesso a serviços públicos e privados de saúde.

A despeito de possuir um sistema universal e público de saúde simultaneamente, cerca de 25% da população com maior status sócio-ocupacional está vinculada a planos privados de assistência médico-hospitalar com ou sem odontologia (IBGE, 2020; ANS, 2024a). A segmentação das clientelas gera iniquidades relacionadas ao financiamento da saúde. Em 2018, embora o gasto total com saúde tenha sido maior do que 9% do PIB, 58% corresponderam a gastos privados (Costa, 2022). Ao contrário da maior parte dos países que têm elevada proporção de gastos privados por predominância de gastos diretos efetuados para pagamento posterior de atividades assistenciais e medicamentos, no Brasil o maior percentual de gasto privado ocorre por gasto com plano de saúde (Andrietta et al., 2021). Além disso, a literatura científica evidencia as desigualdades existentes quanto ao acesso, à oferta e à utilização dos serviços de saúde, a depender das condições de renda e escolaridade dos indivíduos (CNDSS, 2008).

A tensão entre o sistema universal formal e a presença de grandes grupos econômicos no setor de seguro saúde, hospitalar e de diagnóstico se projeta na rede de serviços. A rede pública, de modo geral, dispõe de menor capacidade de investimentos tecnológicos e remuneração de profissionais de saúde do que determinadas empresas privadas setoriais. Embora a rede pública tenha uma capacidade instalada capilarizada e reconhecidamente qualificada para o atendimento de determinados agravos e algumas especialidades, existem lacunas assistenciais tanto no que se refere à distribuição territorial dos serviços de saúde quanto no que diz respeito a determinados procedimentos médico-hospitalares.

Expansão da prestação privada de serviços de saúde no SUS

A compra de serviços de saúde pelo setor público precede a criação do SUS, tendo sido ampliada especialmente a partir da década de 1970 com a expansão da oferta de serviços privados hospitalares, fomentada com recursos públicos (Brasil, 2007).

A transferência das funções e responsabilidades do setor público para o setor privado teve um considerável impulso nos anos 1990, no contexto de ajuste fiscal e enxugamento da máquina pública como estratégia neoliberal para enfrentamento de crise econômica/gerencial (Diniz; Boschi, 2007; Scheffer, 2015; Sodré et al., 2018). O estabelecimento de contratos de gestão com OSS representou uma estratégia central no contexto do Plano Diretor da Reforma do Aparelho de Estado (PDRAE) (Brasil, 1997; Ramos; Seta, 2019).

A justificativa era de que as organizações sociais de saúde tenderiam a assimilar características de gestão empresariais, "revolucionando" a gestão da prestação de serviços e conferindo maior eficiência na administração de bens e equipamentos do Estado (Brasil, 1997). Todavia, a literatura nacional carece de estudos acerca da análise comparativa entre as formas de gestão dos serviços de saúde (Nogueira, 2010; Scheffer; Bahia, 2014; Ramos, 2016). De todo modo, os estudos empreendidos até o momento não evidenciam a propalada panaceia, não sendo possível atribuir à gestão por OSS alguma melhora de resultados em saúde (Ramos, 2016; Ramos; Seta, 2019).

Contudo, nota-se uma grande expansão da participação das organizações sociais de saúde no país. Dados do Instituto Brasileiro de Geografia e Estatística (IBGE) apontam que, em 2013, as OSS estavam presentes em 1.215 municípios, distribuídos em 24 das 26 Unidades da Federação (IBGE, 2013).

No município de São Paulo, mais de 60% das unidades da Estratégia de Saúde da Família (ESF) são gerenciadas por meio da contratualização com 17 OSS. Na capital do estado do Rio de Janeiro, esta proporção é ainda maior, com 98% das Unidades Básicas de Saúde em contratos de gestão com quatro OSS (Ramos, 2016).

Na atenção hospitalar, a presença das OSS também é marcante e significativa. No estado de São Paulo, os maiores orçamentos das OSS estavam concentrados nos hospitais gerais, correspondendo a 59% do total de unidades hospitalares e a um orçamento 18% maior do que nos hospitais administrados de forma direta (Rodrigues et al., 2014).

Entre 2009 e 2016, a proporção de estabelecimentos públicos de saúde paulistas gerenciados por organizações sociais de saúde passou de 22% para 58% do total de serviços, o que representou um aumento de 175% (Morais et al., 2018).

No período de 2009 a 2014, as dez maiores OSS do país mobilizaram aproximadamente R$ 23 bilhões, considerando os valores declarados nos contratos de gestão e termos aditivos firmados entre as OSS e as respectivas secretarias de saúde (Morais et al., 2018).

Estudo que se propôs a analisar os repasses financeiros do município do Rio de Janeiro para as organizações sociais de saúde identificou que, em 2014, do orçamento total da saúde do município (aproximadamente R$ 4 bilhões), 62% (R$ 2,5 bilhões) foram repassados para as OSS. Segundo os autores, os contratos de gestão instrumentalizam a privatização por meio da entrada das OSS na gestão dos serviços públicos de saúde (Turino et al., 2022).

Assim, os repasses financeiros para as OSS constituem mais uma expressão da privatização do SUS.

Expansão dos planos privados de saúde

Historicamente, as empresas de planos de saúde buscam novos arranjos e lançam estratégias a fim de diversificar o mercado, mitigar prejuízos e expandir o setor suplementar de saúde, processo que se dissemina com apoio governamental em detrimento do SUS universal, além de forte dinamismo das empresas de planos de saúde. As estratégias identificadas envolvem subsídios públicos, atos normativos, ações para preservação do mercado tradicional, estratégias para alavancagem do mercado e atuação política e social.

Evidencia-se a adaptabilidade do segmento privado aos distintos ciclos econômicos, o que pode ser observado por meio da ampliação de receitas e das margens de lucros, bem como das fusões e dos negócios bilionários entre empresas do setor saúde, inclusive durante a crise sanitária iniciada pela pandemia de Covid-19 (Costa; Bahia, 2022; Costa et al., 2022; Costa, 2022).

A realização de operações bilionárias no setor privado de saúde durante a pandemia de Covid-19 contrasta com o colapso dos serviços de saúde em várias cidades do Brasil, quando faltaram leitos públicos de internação em UTI para atender a população acometida pela doença, fato que demonstrou como as desigualdades econômicas, sanitárias e sociais existentes no país foram exacerbadas durante a pandemia (Costa et al., 2020; Gimenes, 2021).

A financeirização da saúde, concebida no presente estudo entre as estratégias empresariais para alavancagem do setor privado de saúde no país, segue a tendência de internacionalização do capital (Andrietta, 2019; Hiratuka et al., 2016; Sestelo, 2018) e se expressa por meio da formação de grandes grupos econômicos; da intensificação das fusões e aquisições; da concentração do mercado; da ampliação da escala; e do aumento da participação de investidores nacionais e internacionais nas empresas de saúde (Bahia et al., 2016; Scheffer, 2015).

A superposição do capital em detrimento do SUS é uma expressão da financeirização da saúde, alavancada pela abertura da saúde ao capital estrangeiro, tema que será tratado na próxima dimensão abordada nesta seção.

Alteração da Lei Orgânica da Saúde: abertura dos caminhos para a financeirização da saúde

A publicação da Lei nº 13.097, de 2015, que alterou a Lei Orgânica da Saúde nº 8.080, de 1990, foi outro ato do Legislativo que teve grande repercussão no setor privado de saúde, por ter permitido a abertura da saúde ao capital estrangeiro (Brasil, 1990a, 2015), conforme transcrito a seguir:

> Art. 142. A Lei nº 8.080, de 19 de setembro de 1990, passa a vigorar com as seguintes alterações:
>
> Art. 23. É permitida a participação direta ou indireta, inclusive controle, de empresas ou de capital estrangeiro na assistência à saúde nos seguintes casos:
>
> I – doações de organismos internacionais vinculados à Organização das Nações Unidas, de entidades de cooperação técnica e de financiamento e empréstimos;
>
> II – pessoas jurídicas destinadas a instalar, operacionalizar ou explorar:
>
> a) hospital geral, inclusive filantrópico, hospital especializado, policlínica, clínica geral e clínica especializada; e
>
> b) ações e pesquisas de planejamento familiar;
>
> III – serviços de saúde mantidos, sem finalidade lucrativa, por empresas, para atendimento de seus empregados e dependentes, sem qualquer ônus para a seguridade social; e
>
> IV – demais casos previstos em legislação específica. (NR)

> Art. 53-A. Na qualidade de ações e serviços de saúde, as atividades de apoio à assistência à saúde são aquelas desenvolvidas pelos laboratórios de genética humana, produção e fornecimento de medicamentos e produtos para saúde, laboratórios de análises clínicas, anatomia patológica e de diagnóstico por imagem e são livres à participação direta ou indireta de empresas ou de capitais estrangeiros.

Na verdade, a participação do capital estrangeiro na saúde precede a promulgação da Lei nº 13.097/2015, tendo se iniciado em 1967 com a atuação, no país, da operadora de planos de saúde argentina Omint (Souza, 2019).

A Constituição Federal de 1988 autorizou a prestação da assistência à saúde pela iniciativa privada, mas vedou "a participação direta ou indireta de empresas ou capitais estrangeiros na assistência à saúde no País, salvo nos casos previstos em lei" (Brasil, 1988, art. 199, § 3º). Como uma primeira exceção a essa regra, a lei que regulamenta os planos de saúde autorizou a participação do capital estrangeiro nas operadoras de saúde, regra que entrou em vigor em 2001 por meio de medida provisória que alterou a redação original da lei, nestes termos (Brasil, 1998):

> Art. 1º , § 3º As pessoas físicas ou jurídicas residentes ou domiciliadas no exterior podem constituir ou participar do capital, ou do aumento do capital, de pessoas jurídicas de direito privado constituídas sob as leis brasileiras para operar planos privados de assistência à saúde (Redação dada pela Medida Provisória nº 2.177-44, de 2001).

Até então, a participação do capital estrangeiro na saúde estava restrita aos planos de saúde, seguradoras e farmácias. A Lei nº 13.097/2015 estendeu a possibilidade de atuação do capital internacional em todas as ações e serviços de saúde, permitindo a instalação e a operação de hospitais e clínicas, inclusive de natureza filantrópica, por empresas internacionais (Souza, 2019).

Entidades do Movimento da Reforma Sanitária se manifestaram, alertando sobre os interesses e lobbies dominantes de empresas de planos de saúde e hospitais privados que influenciaram a decisão pela ampliação do capital estrangeiro em seus negócios. As entidades apontaram, ainda, que a nova lei desrespeitava a Constituição e a Lei Orgânica da Saúde, além de representar mais uma estratégia voltada para a privatização da saúde e o desmonte do SUS.

Tendo em vista que o artigo 142 da Lei nº 13.097/2015 alterou dispositivos da Lei Orgânica da Saúde para permitir a participação direta ou indireta, inclusive controle, de empresas ou de capital estrangeiro em todas as áreas compreendidas pela assistência à saúde, e entendendo que essas alterações são inconstitucionais por tornarem regra a exceção prevista no artigo 199, parágrafo 3º, da Constituição Federal, o Supremo Tribunal Federal (STF) foi acionado por meio da Ação Direta de Inconstitucionalidade (ADI) 5.435, que questionava a validade do artigo (STF, 2015).

Em julho de 2017, em manifestação ao STF, a Procuradoria-Geral da República afirmou que a lei do capital estrangeiro na saúde não feria a Constituição brasileira, por permitir o cumprimento do seu art. 196 e estar alicerçada no direito à saúde e na livre iniciativa econômica. A ADI permanece sob análise no STF e a última tramitação foi registrada em setembro de 2024 (STF, 2024).

A fim de reverter a alteração na Lei Orgânica da Saúde, em 2018 foi aprovado na Câmara dos Deputados o Projeto de Lei nº 1.721/2015, para proibir a participação de empresas ou de capitais estrangeiros na assistência à saúde. Nessa nova proposta, a participação do capital estrangeiro na saúde estaria restrita às doações de organismos internacionais vinculados à Organização das Nações Unidas (ONU), às entidades de cooperação técnica e às de financiamento e empréstimos, retomando a redação anterior da Lei Orgânica da Saúde; e para atender empregados de empresas, desde que sem ônus para a seguridade social e sem fins lucrativos. O projeto tramitou para análise por parte das comissões responsáveis e, após dois pareceres favoráveis, foi arquivado e desarquivado um mês depois. Após manifestação desfavorável por parte da Comissão de Finanças e Tributação, o projeto permaneceu sem andamento por mais de um ano, até março de 2021, quando a comissão foi novamente instalada para análise da matéria (Janary Júnior, 2018; Brasil, 2021b).

Argumentos a favor do PL que pretende retomar a redação anterior mencionam, dentre outras questões, o enfraquecimento do SUS e o não alcance da regulação e da fiscalização estatais sobre as empresas estrangeiras, enquanto o parecer contrário à medida, ou seja, favorável à continuidade da lei que permitiu a abertura do capital internacional à saúde, argumenta que o estoque do Investimento Estrangeiro Direto (IED), que apresentava tendência de crescimento em diversos países, também aumentou no Brasil. Ainda segundo o parecer desfavorável, o incremento no IED viabiliza a capitalização das empresas; o aumento da concorrência e da qualidade do atendimento; investimentos; pesquisa e tecnologia — o que impulsionaria o setor suplementar com o aumento do número de beneficiários e, por conseguinte, reduziria a pressão sobre o sistema público de saúde e a necessidade de mais investimentos para atender essa demanda. Com isso, ocorreria a ampliação do acesso aos serviços públicos de saúde por aqueles que utilizam somente a saúde pública. Ademais, reduzir o investimento do setor privado poderia aumentar a pressão sobre o SUS, que não pode inflar o gasto público por conta da limitação orçamentária imposta pela EC 95, a emenda constitucional do teto dos gastos (STF, 2021).

De acordo com levantamento realizado por Scheffer e Souza (2022), a entrada em vigor da Lei 13.097/2015 repercutiu no aumento do IED no Brasil. De 2010 a 2015, período anterior à entrada do capital estrangeiro na rede assistencial de saúde, ingressaram no país 35 milhões de dólares para investimentos em serviços ambulatoriais e hospitalares, enquanto no período de 2016 a 2020, com a permissão introduzida pela legislação, esse valor aumentou para 348 milhões de dólares, quase dez vezes mais. Os autores observaram que, diferente dos demais anos analisados, de 2015 a 2018, não ocorreram aportes para planos de saúde, somente em hospitais e serviços de saúde.

Os argumentos que defendem a entrada do capital estrangeiro na saúde brasileira advogam pelo aumento de investimentos na saúde suplementar em detrimento do SUS, que não precisaria de mais investimentos para atender à população, deixando claro o real interesse da medida. A justificativa de que o aumento de investimentos no setor privado amplia o acesso à rede pública nunca se comprovou, desde antes de a vigência da lei do capital estrangeiro na saúde ter entrado em vigor, e caiu por terra de vez quando a pandemia se alastrou e muitos brasileiros não tiveram acesso a leitos de UTI para internação. A rigor, o que mais uma vez foi comprovado no contexto de crise é que o contingenciamento de recursos para o SUS, utilizado como justificativa para a expansão do setor privado de saúde, a fim de "desafogar" a demanda para o sistema público de saúde, é uma peça do quebra-cabeça no qual o fortalecimento do setor privado pressupõe a destruição do público.

Constata-se que os defensores da entrada do capital estrangeiro baseiam-se apenas na ideia de aumento de um fluxo de recursos, sem sequer incluir na equação a intrínseca volatilidade dos supostos aportes adicionais. O SUS entra no cálculo ora como um modelo fadado ao baixo financiamento ora como beneficiário indireto da expansão do mercado privado.

A financeirização da saúde e a dominância financeira têm sido abordadas na literatura a partir da associação entre a lucratividade das empresas de planos de saúde e os movimentos intensos de aquisições e fusões — além da abertura de capitais e da participação no mercado financeiro (Andreazzi; Kornis, 2008; Andrietta, 2019; Bahia, 2012; Bahia et al., 2016a; Mendes; Marques, 2009; Sestelo, 2018) —, e se expressam no sistema de saúde pela reconfiguração do papel do Estado, o qual permite o avanço do capital enquanto promove a redução de gastos públicos pela adoção de políticas macroeconômicas restritivas, inviabilizando a universalização da assistência pelo SUS (Mendes; Marques, 2009).

A forma como a financeirização e a dominância financeira se expressam no âmbito das políticas sociais e da saúde como campo de acumulação capitalista é descrita por Sestelo et al. (2017, p. 1120):

> A financeirização como novo modo de ser da riqueza global passa a ter sua expressão particular nas políticas sociais de saúde, que se constituem em um campo extenso de acumulação capitalista cuja base concreta se liga, ao modo de um colateral, a um pilar de reprodução da vida moderna, a assistência à saúde de pessoas e populações.

A conjugação dos fatores subfinanciamento público e ampla participação do capital estrangeiro na saúde impulsiona a privatização (Scheffer, 2015), fato que pode ser constatado, por exemplo, pelo elevado percentual de leitos de UTI privados no país para atender à parcela da população que tem plano de saúde. Segundo dados do Cadastro Nacional de Estabelecimentos de Saúde (CNES) de fevereiro de 2021, quase a metade dos leitos de UTI no Brasil eram privados (excluindo os leitos destinados ao tratamento de Covid-19) — nas regiões Sudeste e Centro-Oeste, o número de leitos privados era maior do que o de leitos públicos (Brasil, 2021c).

Dessa forma, torna-se evidente que a atuação do capital internacional no setor privado de saúde potencializa os problemas da saúde pública e exacerba as desigualdades já existentes entre o público e o privado no país.

A abertura de capital na bolsa de valores colocou o setor saúde em outro patamar, o da esfera financeira, o que aqueceu as fusões e aquisições, alavancou os lucros das empresas e impulsionou as fortunas dos empresários do setor.

Os chamados "bilionários da saúde" foram os que mais ganharam dinheiro durante a pandemia de Covid-19. Enquanto as fortunas dos 53 brasileiros mais ricos do mundo tiveram valorização de 54,82% no ano de 2020 — o que já surpreende, dada a crise financeira causada pela pandemia —, o patrimônio líquido dos bilionários da saúde apresentou crescimento de 134,76% no período (Calais; Andrade, 2021).

Segundo lista divulgada pela Forbes em fevereiro de 2021, entre as empresas da saúde cujos fundadores/controladores figuraram no ranking dos dez maiores bilionários da saúde e que tiveram patrimônio líquido valorizado durante a pandemia, pode-se citar a Rede D'Or de hospitais, o grupo de diagnósticos clínicos Dasa, a empresa de planos de saúde Hapvida, duas empresas da indústria farmacêutica e uma rede de drogarias (Calais; Andrade, 2021).

O esforço das operadoras de planos de saúde para criar, recriar e ampliar espaços de atuação e acumulação de capital fica evidente quando se analisa o processo percorrido pelo setor, no qual algumas empresas se transformaram em grandes grupos econômicos que pautam sua agenda e interferem na formulação de políticas públicas em saúde, alcançando maior expressão dentro do complexo econômico-industrial da saúde (Sestelo, 2018; Andrietta, 2020).

Pode-se constatar um forte processo de centralização nos planos de saúde e em hospitais, tendo em vista a redução do número de empresas, por falências ou incorporação por empresas maiores, o que sugere uma tendência de acirramento do padrão concorrencial. O processo de concentração se expressa em grandes empresas a partir das fusões e aquisições, que são centrais para a estratégia competitiva; do interesse de investidores institucionais no setor saúde; e da presença de grandes grupos internacionais, que podem ser empresas do setor ou fundos de investimento (Andrietta, 2019).

Pesquisa que levantou informações de empresas de planos de saúde, farmácias, hospitais, diagnóstico, indústria farmacêutica e organizações sociais apontou o aumento da presença de investidores nacionais e internacionais; mudanças na organização interna, na estrutura do capital e no financiamento; diversificação de atividades; e capitalização a partir de investimentos externos, compra e venda de ativos e ações, fusões e aquisições, resultando no aumento do fluxo de capitais e na crescente integração das estruturas econômicas e assistenciais do setor saúde brasileiro aos circuitos financeiros (Mattos et al., 2022).

Sestelo et al. (2017) apontam que a abordagem restrita ao orçamento público e ao papel do Estado não é suficiente para explicar o fenômeno da financeirização e sua expressão no debate sobre as políticas sociais brasileiras, sendo importante avançar na compreensão da agenda política dos agentes privados. Segundo Bahia (2012), para compreender a dinâmica da interação público-privada nos serviços de saúde e as contradições das políticas de saúde no Brasil, torna-se importante considerar as conexões entre a agenda política empresarial e as políticas econômicas governamentais.

Por todo o exposto, resta claro que a entrada do capital estrangeiro na saúde brasileira criou um ambiente rentável e alçou empresários da saúde a lugares destacados no ranking dos bilionários — enriquecimentos patrocinados pelo Estado que ocorrem às custas do sucateamento do SUS e não geram nenhuma contrapartida para a sociedade.

Fundamentos valorativos que norteiam os sistemas universais de saúde

Organismos multilaterais como a Organização Mundial da Saúde (OMS), o Banco Mundial e a Organização das Nações Unidas (ONU) têm orientado a reforma dos sistemas de saúde por meio da Cobertura Universal de Saúde (CUS). O conceito da CUS é baseado no fornecimento de um pacote mínimo de serviços, a fim de garantir a expansão progressiva do acesso universal aos serviços de saúde (WHO, 2010, 2021).

Os Estados Membros da Organização Pan-Americana da Saúde, incluindo o Brasil, firmaram compromisso para garantia de acesso universal à saúde por meio da CUS e aumento do gasto público em saúde até a meta de 6% do PIB (OPAS, 2014). Apesar de envolver o aumento do gasto público em saúde, o compromisso pressupõe a diminuição dos gastos diretos e a expansão dos sistemas de seguro universal obrigatório. Dessa forma, a ampliação da cobertura, segundo os ditames das organizações multilaterais, está baseada na prestação privada de serviços, favorecendo o regime de acumulação do setor de saúde financeirizado (Costa, 2022).

A literatura científica aponta divergências entre a concepção de sistema universal e a CUS (Giovanella; Machado, 2018; Noronha, 2013), bem como as consequências da sua aplicação na Colômbia, no que se refere ao acirramento das desigualdades no acesso aos serviços por conta da segmentação estrutural do sistema de saúde, que divide os indivíduos pela capacidade de pagamento (Hernández, 2019). Ainda assim, diante da intensificação da crise econômica por conta da pandemia de Covid-19, os organismos multilaterais têm reforçado a necessidade de adoção da CUS como única forma de reorientar os sistemas de saúde (WHO, 2020).

Cabe destacar que, segundo a proposta, a ampliação do gasto público dar-se-á por meio de financiamentos e empréstimos direcionados, prioritariamente, ao enfrentamento da crise e à garantia de renda mínima, e não para ampliar os investimentos em saúde pública (Costa, 2022).

A concepção de sistema universal orientada para a prestação privada de serviços — associada à narrativa de falta de recursos financeiros para o SUS — é alicerce do ideário de parte das políticas que organizam o sistema de saúde brasileiro e que encontram no setor privado de saúde a solução para ampliar o acesso e profissionalizar a gestão. Sob esse pressuposto, são delineadas as justificativas, políticas e ações governamentais voltadas a impulsionar a expansão do setor privado de saúde.

Esse modus operandi da política de saúde no país fica evidente tanto nas ações governamentais adotadas e analisadas no presente trabalho quanto no entendimento do Supremo Tribunal Federal ao se posicionar a favor da lei que instituiu a abertura da saúde ao capital estrangeiro, conforme citado anteriormente. Segundo o parecer da Corte Suprema, a redução de investimento no setor privado poderia acarretar maior pressão sobre o SUS.

Não há evidência, porém, sobre a correlação entre aumento de investimentos no setor privado e melhoria do acesso à rede pública. Os fatos comprovam que, quando a pandemia se disseminou, muitos brasileiros não tiveram acesso a leitos de UTI públicos para internação, além de não terem contado com a possibilidade de internação em leitos privados ociosos, a não ser por determinação judicial.

Na verdade, o argumento já conhecido, e que no contexto de crise sanitária foi comprovado, é de que o contingenciamento de recursos para o SUS, usado como justificativa para a expansão do setor privado como forma de "desafogar" a demanda para o sistema público de saúde, acarreta o redirecionamento de recursos e subsídios públicos pelo setor privado e a degradação dos serviços públicos de saúde. O sucateamento do SUS, por sua vez, é utilizado como justificativa para ampliar o setor privado e, dessa forma, "desafogar" o SUS. Esse conflito de interesses tensiona e acirra as desigualdades entre saúde pública e privada no sistema de saúde brasileiro, conformando um círculo ilegítimo cujo fortalecimento do setor privado pressupõe a destruição do público.

O "UNIVERSALISMO PRIVATIZANTE"

Os sete eixos que compuseram a análise do Universalismo Privatizante permitem identificar como o movimento de universalização do componente privado se expressa no sistema de saúde brasileiro, tanto pelo fomento à ampliação do setor privado suplementar, por meio de subsídios e políticas públicas, quanto pela gestão e pela prestação privada de serviços no âmbito do próprio SUS. Este panorama é complementado pela restrição de recursos financeiros para a saúde pública, configurando a (des)orientação do sistema de saúde em tempos de crise econômica e sanitária.

A expressão "Universalismo Privatizante" pretende sintetizar o duplo movimento das políticas públicas no Brasil. De um lado, são declarados apoios ao SUS e subtraídos seus suportes políticos, técnicos e financeiros. De outro, ampliam-se as conexões públicas para conferir sustentação à expansão dos mercados para a saúde. Embora o SUS tenha como princípio fundamental a universalidade do acesso público, observa-se, ao longo dos anos, a contenção de recursos para a saúde pública, principalmente a partir da crise econômica iniciada em 2014, vis-à-vis ao aumento dos subsídios públicos para o setor privado de saúde, fomentando a alavancagem dos planos de saúde e a prestação privada de serviços de saúde, mesmo em períodos recessivos.

Soma-se a isso a orientação dos organismos multilaterais para que os sistemas de saúde dos países da América Latina garantam acesso a todos por meio da CUS. No entanto, a ampliação do acesso, segundo essa diretriz, encontra-se calcada na prestação privada de serviços de saúde. O aumento de gasto público em saúde orientado, principalmente, para o enfrentamento da crise econômica e sanitária não se destina à ampliação de investimentos públicos, mas, sim, para o redirecionamento à iniciativa privada.

A partir dessas análises e reflexões, foi concebido o conceito de Universalismo Privatizante, fenômeno que resguarda o avanço do capital no sistema de saúde em detrimento do SUS e que envolve todo e qualquer movimento que busque o aumento da cobertura por meio da disseminação da prestação privada de serviços, incluindo a transferência de recursos públicos para o setor privado.

A definição de Universalismo Privatizante contribui para cunhar uma reflexão dotada de potencial explicativo, na medida em que permite compreender a recorrência das políticas de ampliação do privado para "desonerar o SUS".

Ainda de acordo com organismos multilaterais, o aumento do gasto público em países da América Latina deve ocorrer mediante empréstimos e financiamentos (CEPAL, 2021), promovendo o endividamento desses países. Quanto mais endividados os países e quanto mais acirrada a crise econômica, principalmente no contexto da pandemia de Covid-19, maiores são as justificativas para a contenção de recursos para a saúde pública, reforçando a noção de que o setor privado de saúde é necessário para garantir o acesso da população aos serviços de saúde.

Corrobora para a tese do Universalismo Privatizante o fato de que, embora tenha conquistado o sistema público de saúde acessível a toda a população, promulgado pela Constituição Federal, a elevada privatização faz com que o sistema de saúde brasileiro, absorvido pela racionalidade do mercado, apresente maior semelhança com o sistema de saúde norte-americano do que com o Sistema Nacional de Saúde inglês (National Health Services – NHS), que inspirou a formulação do SUS, tendo em vista a preponderância do gasto privado com saúde em relação ao gasto público, a forte presença de um setor privado de saúde dinâmico que se mantém com apoio governamental, e a enorme desigualdade no acesso aos serviços.

O avanço da conquista do SUS para todos se contrapõe à lógica financeirizada que privilegia grandes grupos econômicos e deixa a população não detentora de planos de saúde à deriva no momento de maior necessidade, como foi constatado durante a pandemia de Covid-19.

Para além do fomento governamental por meio de subsídios que contribuem para a manutenção e a expansão do setor privado, a oferta de serviços no SUS por prestadores privados e filantrópicos, ou por OSS, é um fator que também potencializa o Universalismo Privatizante.

Insta salientar que os caminhos para o Universalismo Privatizante não surgiram durante a crise econômica iniciada em 2014 ou a crise sanitária decorrente da pandemia de Covid-19. Na verdade, essa trilha tem sido percorrida historicamente e agrega aspectos concernentes às teorias da "universalização excludente", da "universalização mitigada" e da "estratificação subsidiada".

A partir da crise econômica iniciada em 2014 e da crise sanitária, novas questões foram agregadas, e as deficiências do nosso sistema de saúde foram exacerbadas, tendo sido identificados os seguintes impactos das crises no sistema de saúde brasileiro:

- Redução de recursos financeiros para o SUS;
- Ampliação dos subsídios e isenções fiscais para as empresas de planos de saúde;
- Ampliação de empréstimos provenientes de recursos públicos para empresas de planos de saúde;
- Ampliação das receitas e dos lucros das empresas de planos de saúde;
- Aumento da desigualdade na oferta e no acesso aos serviços de saúde públicos e privados, principalmente durante a pandemia de Covid-19;
- Financeirização da saúde, que deu uma guinada, com diversas operações de fusão e compras entre empresas da saúde a valores estratosféricos;
- Aumento da utilização do SUS por clientes de planos de saúde; e
- Aumento da quantidade de reclamações por parte de consumidores contra os planos de saúde junto ao órgão regulador.

Além disso, cabe apontar os imperativos dos organismos multilaterais para a reorientação dos sistemas de saúde pela CUS, bem como pelo aumento do gasto público em saúde mediante empréstimos internacionais para favorecer a ampliação da prestação privada dos serviços de saúde (Costa, 2022).

Constata-se, dessa forma, que o sistema de saúde brasileiro está cada vez mais distante dos princípios e diretrizes preconizados pelo SUS em sua concepção. Longe de atender às necessidades de saúde da população brasileira, a trajetória percorrida, apesar de não linear, tem direção e sentido privatizante.

A "TRÍADE DA DESIGUALDADE"

Os fundamentos valorativos que norteiam as políticas de saúde no Brasil; a redução de recursos financeiros, com o consequente sucateamento do SUS; e a "SUStentação" do mercado privado de saúde, mediante a concessão de subsídios públicos a organizações sociais ou a planos de saúde conformam o que se pode denominar como "tríade da desigualdade", a qual foi agravada no contexto de crise econômica e sanitária, conforme o desenho esquemático apresentado na figura 4.

Em períodos recessivos, constata-se que é acentuado um círculo vicioso que envolve o congelamento de gastos públicos com saúde; o aumento das justificativas para os subsídios governamentais voltados a garantir a preservação e a expansão do mercado privado de saúde; e históricas estratégias empresariais para diversificação de atividades, mitigação de prejuízos e forte inserção política, fatores que viabilizam a ascensão do capital em tempos de crise econômica e sanitária.

O financiamento durante a pandemia de coronavírus "fugiu à regra" no que se refere aos gastos públicos, pois estes aumentaram devido à necessidade de garantir apoio financeiro (o chamado "auxílio emergencial") à população, que sofreu diretamente os impactos da crise catastrófica. Embora o gasto público direcionado à assistência à saúde também tenha aumentado, tal aumento foi muito aquém do necessário, conforme registrado na publicação "Recursos para o enfrentamento da COVID-19: orçamento, leitos, respiradores, testes e equipamentos de proteção individual" (GPDES; GEPS, 2020b).

FIGURA 4. A TRÍADE DA DESIGUALDADE NO SISTEMA DE SAÚDE BRASILEIRO

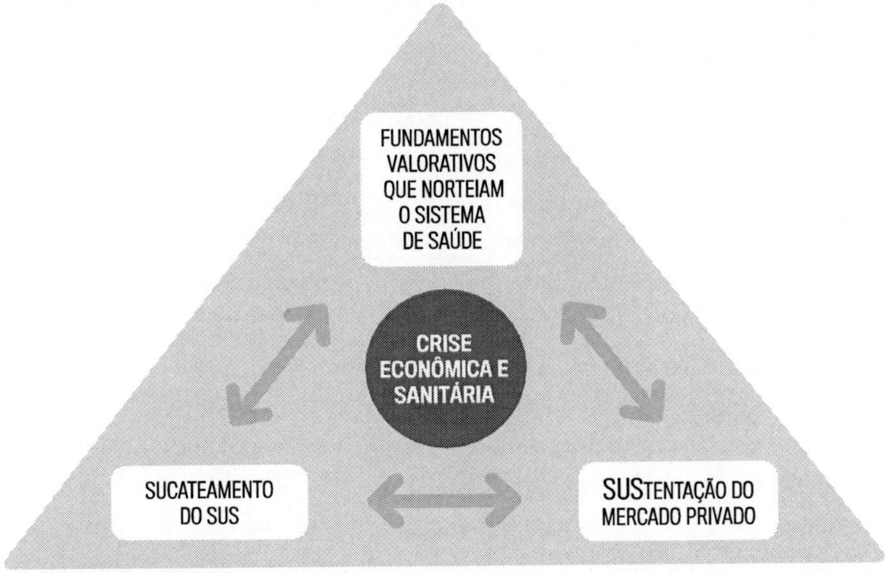

FONTE: Elaboração própria.

O descompasso entre as necessidades impostas pela pandemia e a displicência governamental resultou em filas de pacientes aguardando leitos públicos de UTI para internação, enquanto o mercado privado de saúde realizava operações bilionárias que desvelavam e acentuavam as profundas desigualdades econômicas, sanitárias e sociais existentes no país.

Embora as ineficiências do Estado para prover o direito constitucional à saúde sejam utilizadas para justificar a política de renúncia fiscal para planos de saúde, o próprio Estado abre mão da receita tributária e da sua capacidade de financiar e investir em saúde pública. Em contrapartida, a política de desoneração fiscal promove o aumento da disponibilidade econômica das empresas e o desenvolvimento desse setor, privilegiando o empresariado da saúde e apenas parcela da população brasileira, enquanto os serviços públicos seguem com cortes de gastos e falta de investimentos.

A reconfiguração das estratégias de atuação do setor privado de saúde ocorre com incentivo governamental à custa da deterioração dos serviços públicos, condicionando cada vez mais o acesso aos cuidados de saúde à capacidade individual de pagamento. Tal direcionamento converge com princípios da teoria baseada no liberalismo econômico. Nessa perspectiva, o cuidado de saúde é encarado de modo semelhante a outros bens de mercado, com a disponibilidade e a qualidade do cuidado vinculadas diretamente à renda, sendo o papel do Estado limitado a oferecer um padrão mínimo de atendimento para os pobres (Williams, 1993 apud Wagstaff; Doorslaer, 2000).

Sob esse prisma, a política que norteia o sistema de saúde brasileiro, (voltada para) o sucateamento do SUS e a "SUStentação" do mercado privado de saúde — com aumento dos subsídios públicos e expansão da prestação privada de serviços de saúde —, em um contexto de crise econômica e sanitária, formam a tríade de um ciclo que não gera saúde. Muito pelo contrário, acirra as desigualdades em saúde e as desigualdades sociais.

No que se refere às bases éticas das políticas de saúde, Culyer et al. (1982) elaboraram uma proposta de ordenação que distingue uma abordagem "individualista", em que o acesso aos cuidados de saúde é visto de modo semelhante ao acesso a qualquer outro bem de consumo disponível no mercado, e uma abordagem "coletivista", que encara os cuidados de saúde como um direito do cidadão, desvinculando o acesso ao nível de renda dos indivíduos e das famílias.

Diante da variedade de produtos a serem ofertados e dos diferentes graus de prioridades, o sistema público seria mais apropriado do que estratégias como subsídios para o setor privado (Mooney, 1986). Um dos principais motivos seria o fato de que somente na esfera pública existe a preocupação com as externalidades negativas advindas de condições inadequadas de saúde. Por outro lado, os sistemas baseados no mercado não visam à equalização da condição de saúde da população, visto que não levam em consideração os custos sociais decorrentes dos problemas de saúde (Mooney, 1986; Jardanovski; Guimarães, 1993).

O que comprova essa premissa é a desigualdade e a estratificação intrassetorial na saúde suplementar. Redes assistenciais e mensalidades são diferenciadas pela capacidade de pagamento. As melhores redes assistenciais somente fazem parte dos planos considerados "top" — os quais, portanto, são mais caros. Nos planos coletivos, os reajustes não são controlados e sofrem diferentes percentuais de aumento. Há, ainda, a possibilidade de ser aplicada a rescisão unilateral de contrato, principalmente quando ocorre maior utilização do plano para procedimentos de alto custo. Além disso, muitos consumidores de planos de saúde precisam recorrer à justiça a fim de pleitear cobertura para procedimentos negados pelas empresas.

Culyer e Wagstaff (1993) exploram quatro definições de equidade nos cuidados de saúde: igualdade de utilização, distribuição de acordo com a necessidade, igualdade de acesso e igualdade de saúde. Sugerem que a igualdade de saúde deve ser o princípio dominante, de modo que a distribuição do cuidado deve buscar chegar o mais próximo possível de uma igualdade de saúde. Nesse sentido, a demanda por equidade nos cuidados de saúde seria uma "demanda derivada" da busca pela igualdade de saúde.

As consequências das disparidades históricas entre os serviços públicos e privados de saúde e da ausência da abordagem teórica precursora de igualdade nas políticas que norteiam o sistema de saúde brasileiro culminaram com o péssimo desempenho do país durante a pandemia de Covid-19, tendo sido identificados fatores contrários ao princípio de universalidade do SUS.

As desigualdades preexistentes se refletiram na heterogeneidade da epidemia no Brasil. Estudos apontam as diferenças na disseminação da pandemia em termos de incidência, mortalidade e letalidade entre os estados e regiões do país (Fiocruz, 2021). Em maio de 2020, o percentual de pessoas infectadas pelo vírus SARS-CoV-2 variava de 3,3%, em uma cidade do Sudeste com maior disponibilidade de recursos econômicos e assistenciais, a 10,6% — em cidade localizada no Norte, região mais prejudicada em termos de distribuição de recursos (Mellan, 2020).

A vulnerabilidade socioeconômica e a escassez de recursos hospitalares, tanto no setor público quanto no privado, foram identificadas por Rocha e colaboradores (2021) como os principais fatores que influenciaram a disseminação inicial de Covid-19 nas diferentes regiões brasileiras.

Vale ressaltar que a cobertura por planos privados de saúde no Brasil apresenta correlação positiva com a renda, e que são evidenciadas desigualdades na utilização dos serviços de saúde, favorecendo os indivíduos com planos privados. Além disso, mesmo entre os beneficiários de planos privados de saúde são identificadas iniquidades, com o valor da mensalidade e a renda figurando entre os contribuintes mais relevantes para a desigualdade em acesso a serviços médicos e hospitalares (Werneck, 2016).

Brasil e EUA, países que ocuparam o topo no ranking da pandemia em termos de número de casos e mortalidade, guardam similaridades. A grande desigualdade na distribuição de recursos e a elevada privatização dos serviços de saúde inviabilizaram o tratamento equânime aos cidadãos. Tais similaridades se tornam um grande contrassenso, na medida em que os sistemas de saúde de ambos os países têm características diferentes. Enquanto o Brasil conta com o SUS universal, nos EUA uma grande parcela da população é desprovida de acesso aos serviços de saúde. Ainda assim, o sistema de saúde brasileiro se comportou de forma tão excludente quanto o sistema americano quando permitiu que pessoas ficassem sem atendimento enquanto havia leitos privados ociosos.

As desigualdades sociais na prestação da assistência à saúde no Brasil foram mantidas durante a pandemia de Covid-19. A expansão da capacidade hospitalar não foi suficiente para evitar o colapso do sistema de saúde enfrentado por algumas cidades do país. Além das deficiências que antecedem a pandemia, houve demora para planejamento das ações e liberação de recursos financeiros. O setor privado de saúde, cuja atuação limitou-se à realização de doações pontuais para o SUS, preferiu manter leitos ociosos durante todo o período e ter suas receitas reduzidas a ceder leitos a indivíduos que não tinham plano de saúde. Soma-se a isso a ausência de informações sobre o número de leitos disponíveis para atendimento a pacientes de Covid-19 em hospitais privados — um desempenho do setor privado em contexto de emergência sanitária que corrobora pressupostos sobre a origem privada de vetores de desigualdade no sistema de saúde brasileiro.

Um sistema universal de saúde que se propõe garantir assistência à saúde a todos os seus cidadãos, ao renunciar ao direito à saúde em benefício da esfera privada, descaracteriza seus princípios e suas bases, quando, na verdade, deveria ter revelado toda a sua potência técnica e política ao articular uma estratégia público-privada para atender a todos os acometidos pela doença. Isso seria não só um dever de cidadania de um sistema de saúde que se propõe ser universal, mas também um compromisso da esfera privada que tanto se beneficia dos subsídios públicos para sua manutenção e expansão.

CONSIDERAÇÕES FINAIS

O desejo do brasileiro não é ter plano de saúde, é ter acesso a serviços de saúde de qualidade. Os planos que têm as melhores redes assistenciais são caros. Os planos individuais são ainda mais caros e estão cada vez mais escassos no mercado. Os planos coletivos fogem à legislação que regulamenta o setor e, por isso, não têm teto de reajuste definido pelo órgão regulador — e, além disso, o indivíduo pode ter o seu contrato rescindido a qualquer momento, principalmente quando mais precisa.

Portanto, o desejo do brasileiro não é ter plano de saúde. Esse é um conceito deturpado incutido pelo mercado no imaginário social. Na verdade, o desejo do brasileiro é ter atendimento de qualidade sem ter que pagar caro por isso, muito menos ficar sem cobertura no momento de maior necessidade. É ser tratado de forma igualitária e não estar submetido a tratamentos em melhores ou piores redes assistenciais dependendo da capacidade de pagar o plano de saúde.

Durante a pandemia de Covid-19, restou clara a real dimensão da importância dos serviços públicos de saúde. O paradoxo entre a falta de acesso a leitos de internação no SUS e a ampla vacinação garantida por via pública nos inspira duas grandes inferências: o não atendimento de cidadãos brasileiros sem planos de saúde em estabelecimentos privados em meio ao colapso dos serviços de saúde demonstra a inaptidão e o despreparo do setor privado para assegurar direitos de saúde e cidadania, enquanto a campanha de vacinação resolutiva comprova a potência e a capacidade de organização e entrega de serviços pelo SUS. No entanto, torna-se imprescindível aumentar o gasto público em saúde e garantir que esse aumento seja refletido na expansão de investimentos em serviços de saúde pública, o que vai de encontro aos ditames dos organismos multilaterais.

Como alterar o rumo dessa história? O processo de reforma sanitária enfrentou adversidades estruturais ainda no momento da sua concepção e tomou outros rumos em direção à privatização da saúde. Como redirecionar o processo de reforma sanitária no caminho da real "universalidade includente", nos termos propostos pelo SUS? Essas perguntas não têm respostas prontas, mas algumas pistas devem ser seguidas.

A retomada da universalidade como preceito basilar para a conformação de um sistema nacional de saúde destinado à garantia de direitos de cidadania se faz premente. O atual cenário de crise econômica, restrição de políticas públicas, redução da dimensão pública do Estado vis-à-vis à ampliação do setor privado na saúde, à precarização do trabalho e à insuficiência de recursos para o SUS impõem desafios para a saúde coletiva. Torna-se imprescindível retomar as bases do Movimento da Reforma Sanitária para a formulação de propostas e articulação política em prol da sustentabilidade e do fortalecimento do SUS, a fim de que o sistema de saúde exerça todo o seu potencial de contribuir para um modelo de desenvolvimento promotor de igualdade social e para a construção de uma sociedade mais justa, no qual o ser humano é o principal valor a ser considerado.

REFERÊNCIAS

ABRASCO. Campanhas Vidas Iguais e Leitos para Todos unificam ações e inspiram demais redes. *ABRASCO*, 2020. Disponível em: **https://www.abrasco.org.br/campanhas-vidas-iguais-e-leitos-para-todos-unificam-acoes-e-inspiram-demais-redes**. Acesso em: 28 jun. 2020.

ABRASCO. O truque dos planos individuais que são falsos coletivos. *ABRASCO*, 2018a. Disponível em: **https://www.abrasco.org.br/o-truque-dos-planos-individuais-que-sao-falsos-coletivos**. Acesso em: 07 abr. 2021.

ABRASCO. Nota de Repúdio: franquia e coparticipação. *ABRASCO*, 2018b. Disponível em: **https://abrasco.org.br/entidades-assinam-nota-conjunta-contra-regras-de-franquia-e-coparticipacao-em-planos/**. Acesso em: 09 ago. 2018.

ANS. Sala de situação. *ANS*, 2024a. Disponível em: **https://www.ans.gov.br/images/stories/Materiais_para_pesquisa/Perfil_setor/sala-de-situacao.html**. Acesso em: 08 set. 2024.

ANS. ANS Tabnet: informações em saúde suplementar. *ANS*, 2024b. Disponível em: **https://www.ans.gov.br/anstabnet/cgi-bin/dh?dados/tabnet_nip.def**. Acesso em: 07 set. 2024.

ANS. Painel de Indicadores de Glosa. *ANS*, 2024c. Disponível em: **https://app.powerbi.com/view?r=eyJrIjoiMjU0OTQ4OWQtNGZmNy00MjRhLThmMjAtN2Y3Mzk0MGRkOWYwIiwidCI6IjlkYmE0ODBjLTRmYTctNDJmNC1iYmEzLTBmYjEzNzVmYmU1ZiJ9**. Acesso em: 07 set. 2024.

ANS. Panorama do ressarcimento ao SUS. 11. ed. *ANS*, 2024d. Disponível em: **https://app.powerbi.com/view?r=eyJrIjoiMGQ1ZDdhYzYtYzY1My00MWI1LTk2OWMtZWY2MzJiNDQwOTViIiwidCI6IjlkYmE0ODBjLTRmYTctNDJmNC1iYmEzLTBmYjEzNzVmYmU1ZiJ9**. Acesso em: 07 set. 2024.

ANS. Dados consolidados da saúde suplementar. *ANS*, 2024e. Disponível em: **https://dadosabertos.ans.gov.br/FTP/PDA/dados_consolidados_da_saude_suplementar/Dados_Consolidados_da_Saude_Suplementar.pptx**. Acesso em: 07 set. 2024.

ANS. Projeto Cuidado Integral à Saúde. *ANS*, 2024f (atualização). Disponível em: **https://www.gov.br/ans/pt-br/assuntos/gestaosaude/programa-de-certificacao-de-boas-praticas-em-atencao-a-saude-1/projeto-cuidado-integral-a-saude**. Acesso em: 07 set. 2024.

ANS. Boletim Informativo: utilização do Sistema Único de Saúde por Beneficiários de Planos de Saúde e Ressarcimento ao SUS. 15. ed. *ANS*, 2022a. Disponível em: **https://www.gov.br/ans/pt-br/arquivos/acesso-a-informacao/perfil-do-setor/dados-e-indicadores-do-setor/dados-e-publicacoes-do-ressarcimento-ao-sus/Boletim_de_Ressarcimento_ao_SUS__15a_Ed_r03.pdf**. Acesso em: 07 set. 2022.

ANS. Sala de situação. *ANS*, 2022b. Disponível em: **https://www.ans.gov.br/images/stories/Materiais_para_pesquisa/Perfil_setor/sala-de-situacao.html**. Acesso em: 20 jan. 2022.

ANS. ANS Tabnet: informações em saúde suplementar. *ANS*, 2021a. Disponível em: **https://www.ans.gov.br/anstabnet/cgi-bin/dh?dados/tabnet_nip.def**. Acesso em: 30 mar. 2021.

ANS. ANS: números de maio reafirmam crescimento no setor. *ANS*, 2021b. Disponível em: **https://www.gov.br/ans/pt-br/assuntos/noticias/numeros-do-setor/ans-numeros-de-maio-reafirmam-crescimento-no-setor**. Acesso em: 06 jul. 2021.

ANS. Boletim Covid-19 Saúde Suplementar. *ANS*, 2021c. Disponível em: **https://www.gov.br/ans/pt-br/arquivos/assuntos/coronavirus-covid-19/boletim-covid-19/2021/boletim-covid-19-ans_2021-junho.pdf**. Acesso em: 06 jul. 2021.

ANS. ANS lança mais um painel dinâmico do Ressarcimento ao SUS. *ANS*, 2021d. Disponível em: **https://www.gov.br/ans/pt-br/assuntos/noticias/sobre-ans/ans-lanca-mais-um-painel-dinamico-do-ressarcimento-ao-sus**. Acesso em: 12 mar. 2022.

ANS. Painel de Indicadores de Glosas. *ANS*, 2021e. Disponível em: **https://www.gov.br/ans/pt-br/acesso-a-informacao/perfil-do-setor/dados-e-indicadores-do-setor/painel-de-indicadores-de-glosa**. Acesso em: 06 maio 2021.

ANS. Dicas de como escolher um Plano de Saúde. *ANS*, 2021f. Disponível em: **http://www.ans.gov.br/planos-de-saude-e-operadoras/contratacao-e-troca-de-plano/dicas-para-escolher-um-plano/14-planos-de-saude-e-operadoras/contratacao-e-troca-de-plano/467-planos-coletivos**. Acesso em: 31 mar. 2021.

ANS. Histórico dos Programas de Promoção da Saúde e Prevenção e Controle de Riscos e Doenças. *ANS*, 2021g. Disponível em: **http://www.ans.gov.br/index.php/planos-de-saude-e-operadoras/espaco-da-operadora/298-promoprev-historico**. Acesso em: 08 jul. 2021.

ANS. Mapa de utilização do SUS por beneficiário de planos privados de assistência à saúde. *ANS*, 2020a. Disponível em: **https://www.portalsaudenoar.com.br/wp-content/uploads/2020/09/Mapa_do_Ressarcimento_ao_SUS_Agosto_de_2020.pdf**. Acesso em: 07 maio 2021.

ANS. Boletim Informativo: Utilização do Sistema Único de Saúde por Beneficiários de Planos de Saúde e Ressarcimento ao SUS. 10 ed. *ANS*, 2020b. Disponível em: **https://www.gov.br/ans/pt-br/arquivos/acesso-a-informacao/perfil-do-setor/dados-e-indicadores-do-setor/dados-e-publicacoes-do-ressarcimento-ao-sus/boletim-informativo-ressarcimento-edicao-10-pdf**. Acesso em: 07 maio 2021.

ANS. Processo nº: 33910.007506/2020-98. Nota técnica nº 3/2020/DIRAD-DIDES/DIDES. *ANS*, 2020c. Disponível em: **https://www.ans.gov.br/images/stories/noticias/pdf/covid_19/Nota_Tecnica_n_3_2020_DIRAD-DIDES_DIDES.pdf**. Acesso em: 20 abr. 2021.

ANS. Grupo Técnico de Coparticipação e Franquia/Interáreas. *ANS*, 2018a. Disponível em: **http://www.ans.gov.br/participacao-da-sociedade/camaras-e-grupos-tecnicos/camaras-e-grupos-tecnicos-anteriores/grupo-tecnico-de-coparticipacao-e-franquia-interareas**. Acesso em: 19 ago. 2020.

ANS. ANS define regras para cobrança de coparticipação e franquia em planos de saúde. *ANS*, 2018b. Disponível em: **http://www.ans.gov.br/aans/noticias-ans/consumidor/4499-ans-define-regras-para-cobranca-de-coparticipacao-e-franquia-em-planos-de-saude**. Acesso em: 19 ago. 2020.

ANS. Processo nº: 33910.030767/2018-97. Nota técnica nº 18/2018/GASNT/DIRAD-DIDES/DIDES. *ANS*, 2018c. Disponível em: **https://www.gov.br/ans/pt-br/centrais-de-conteudo/nota-tecnica-18-pdf**. Acesso em: 19 ago. 2020.

ANS. Laboratórios de inovação sobre experiências em atenção primária na saúde suplementar. v. 12. *ANS*, 2018d. Disponível em: **http://www.ans.gov.br/images/Publica%C3%A7%C3%A3o_Laborat%C3%B3rio_de_Inova%C3%A7%C3%B5es_em_APS.pdf**. Acesso em: 19 ago. 2020.

ANS. Resolução Normativa – RN nº 440, de 13 de dezembro de 2018. *ANS*, 2018e. Disponível em: **https://www.ans.gov.br/component/legislacao/?view=legislacao&task=TextoLei&format=raw&id=MzY2MQ==**. Acesso em: 19 ago. 2020.

ANS. Reunião do Grupo Técnico da Lei nº 13.003. *ANS*, 2017a. Disponível em: **http://www.ans.gov.br/images/stories/Particitacao_da_sociedade/lei-13003-14/gt-apresentacao_regulamentacao-da-lei.pdf**. Acesso em: 19 ago. 2020.

ANS. Aspectos financeiros do ressarcimento ao SUS: Orientações sobre os procedimentos de cobrança. *ANS*, 2017b. Disponível em: **https://www.gov.br/ans/pt-br/arquivos/acesso-a-informacao/perfil-do-setor/dados-e-indicadores-do-setor/dados-e-publicacoes-do-ressarcimento-ao-sus/cartilha_aspectos_financeiros_do_ressarcimento_ao_sus.pdf**. Acesso em: 19 ago. 2020.

ANS. Agência regulamenta plano de saúde para empresário individual. *ANS*, 2017c. Disponível em: **http://www.ans.gov.br/aans/noticias-ans/consumidor/4277-agencia-regulamenta-plano-de-saude-para-empresario-individual**. Acesso em: 31 mar. 2021.

ANS. Relatório Descritivo do GT de Planos Acessíveis. *ANS*, 2017d. Disponível em: **http://www.ans.gov.br/images/stories/noticias/pdf/VERS%C3%83O_FINAL_RELATORIO_DESCRITIVO_GT_ANS_PROJETO_PLANO_DE_SAUDE_ACESSIVEL_FINAL__.pdf**. Acesso em: 09 ago. 2019.

ANS. Entendimento DIFIS nº 02, de 07 de abril de 2016. *ANS*, 2016a. Disponível em: **https://www.gov.br/ans/pt-br/arquivos/acesso-a-informacao/transparencia-institucional/pareceres-tecnicos-da-ans/pareceres-economico-financeiros/ENTENDIMENTO_DIFIS_N_02__07_DE_ABRIL_DE_2016.pdf**. Acesso em: 09 ago. 2018.

ANS. Os Eixos Temáticos da Agenda Regulatória 2016/2018. *ANS*, 2016b. Disponível em: **http://www.ans.gov.br/aans/transparencia-institucional/agenda-regulatoria/agenda-regulatoria-2016-2018/os-eixos-tematicos-da-agenda-regulatoria-2016-2018**. Acesso em: 09 ago. 2018.

ANS. Resolução Normativa – RN nº 388, de 25 de novembro de 2015. *ANS*, 2015a. Disponível em: **https://www.ans.gov.br/component/legislacao/?view=legislacao&task=textoLei&format=raw&id=MzEzNg==**. Acesso em: 22 out. 2024

ANS. Rede assistencial e garantia de acesso na saúde suplementar. *ANS*, 2015b. Disponível em: **http://www.ans.gov.br/images/stories/Materiais_para_pesquisa/Materiais_por_assunto/rede_completo_digital.pdf**. Acesso em: 13 maio 2021.

ANS. Nota de esclarecimento sobre planos coletivos. *ANS*, 2013. Disponível em: **http://www.ans.gov.br/aans/sala-de-noticias-ans/consumidor/2151-nota-de-esclarecimento-sobreplanos-coletivos**. Acesso em: 31 mar. 2021.

ANS. Resolução Normativa – RN nº 195, de 14 de julho de 2009. *ANS*, 2009a. Disponível em: **http://www.ans.gov.br/component/legislacao/?view=legislacao&task=TextoLei&format=raw&id=MTQ1OA==**. Acesso em: 09 ago. 2018.

ANS. Atenção à saúde no setor suplementar: evolução e avanços do processo regulatório. *ANS*, 2009b. Disponível em: **https://bvsms.saude.gov.br/bvs/publicacoes/atencao_saude_setor_suplementar.pdf**. Acesso em: 07 abr. 2021.

ALBUQUERQUE, M. V. et al. Desigualdades regionais na saúde: mudanças observadas no Brasil de 2000 a 2016. *Ciência & Saúde Coletiva*, v. 22, n. 4, abr. 2017. DOI: **https://doi.org/10.1590/1413-81232017224.26862016**.

ALVES, C. G. S. L. *Estrutura tributária no Brasil: padrões para as empresas de planos e seguros saúde*. Tese de Doutorado em Saúde Coletiva. Instituto de Estudos em Saúde Coletiva, Universidade Federal do Rio de Janeiro, 2018.

ALVES, D. C. *Promoção da saúde e prevenção de riscos e doenças no setor de assistência privada à saúde: avaliação das ações de uma empresa de autogestão na prevenção de doenças cardiovasculares*. Dissertação de Mestrado. Escola Nacional de Saúde Pública Sergio Arouca, Fundação Oswaldo Cruz, Rio de Janeiro, 2009. Disponível em: **https://www.arca.fiocruz.br/bitstream/handle/icict/2378/ENSP_Disserta%c3%a7%c3%a3o_Alves_Danielle_Conte.pdf?sequence=1&isAllowed=y**. Acesso em: 07 abr. 2021.

ALVES, D. C.; BAHIA, L.; BARROSO, A. F. O papel da Justiça nos planos e seguros de saúde no Brasil. *Cadernos de Saúde Pública*, v. 25, n. 2, p. 279-290, 2009. DOI: **http://dx.doi.org/10.1590/S0102-311X2009000200006**.

ALVES, D. C.; UGÁ, M. A. D.; PORTELA, M. C. Promoção da saúde, prevenção de doenças e utilização de serviços: avaliação das ações de uma operadora de plano de saúde brasileira. *Cadernos Saúde Coletiva*, v. 24, n. 2, p. 153-161, jun. 2016. DOI: **https://doi.org/10.1590/1414-462X201600020199**.

ANDREAZZI, M. F. S.; KORNIS, G. E. M. Padrões de acumulação setorial: finanças e serviços nas transformações contemporâneas da saúde. *Ciência & Saúde Coletiva*, v. 13, n. 5, p. 1409-1420, 2008. DOI: **https://doi.org/10.1590/S1413-81232008000500007**.

ANDREAZZI, M. F. S.; OCKÉ-REIS, C. O. Renúncia de arrecadação fiscal: subsídios para discussão e formulação de uma política pública. *Physis*, v. 17, n. 3, 2007. DOI: **https://doi.org/10.1590/S0103-73312007000300007**.

ANDRIETTA, L. S. Planos de saúde: protagonistas da acumulação de capital na saúde brasileira. Resenha. *Trabalho, Educação e Saúde*, v. 18, n. 1, 2020. DOI: **https://doi.org/10.1590/1981-7746-sol00238**.

ANDRIETTA, L. S. *Acumulação de capital na saúde brasileira: estudo exploratório de empresas e setores selecionados (2008-2015)*. Tese de Doutorado em Desenvolvimento Econômico. Instituto de Economia, Universidade Estadual de Campinas, 2019.

ANDRIETTA, L. S. et al. *Empresas de plano de saúde no Brasil: crise sanitária e estratégias de expansão*. Rio de Janeiro: Fiocruz, 2021. Textos para Discussão, n. 51. Disponível em: **https://saudeamanha.fiocruz.br/wp-content/uploads/2021/03/PJSSaudeAmanha_Texto0051_v04.pdf**. Acesso em: 27 jul. 2021.

ANDRIETTA, L. S. et al. The differential impact of economic recessions on health systems in Middle income settings: a comparative case study of unequal states in Brazil. *BMJ Global Health*, v. 5, n. 2, p. e002122, 2020. Disponível em: **https://gh.bmj.com/content/5/2/e002122**. Acesso em: 15 jul. 2022.

ANTONOVA, L.; BUCHER-KOENEN, T; MAZZONNA, F. Long-term health consequences of recessions during working years. *Social Science & Medicine*, v. 187, p. 134-143, ago. 2017. DOI: **https://doi.org/10.1016/j.socscimed.2017.06.025**.

AUGUSTO, O. Servidores querem que governo aumente contrapartida em planos de saúde. *Metrópoles*, 12 abr. 2019. Disponível em: **https://www.metropoles.com/brasil/servidor-brasil/servidores-querem-que-governo-aumente-contrapartida-em-planos-de-saude**. Acesso em: 02 jun. 2021.

BAHIA, L. Trinta anos de Sistema Único de Saúde (SUS): uma transição necessária, mas insuficiente. *Cadernos de Saúde Pública*, v. 34, n. 7, 2018. Disponível em: **https://www.scielo.br/j/csp/a/W7zxfv588XxhKQ7JJ8dGVKD/abstract/?lang=pt**. Acesso em: 10 nov. 2019.

BAHIA, L. et al. Das empresas médicas às seguradoras internacionais de saúde. *Cadernos de Saúde Pública*, v. 32, supl. 2, 2016a. DOI: **https://doi.org/10.1590/0102-311X00154015**.

BAHIA, L. et al. Planos privados de saúde com coberturas restritas: atualização da agenda privatizante no contexto de crise política e econômica no Brasil. *Cadernos de Saúde Pública*, v. 32, n. 12, p. e00184516, dez. 2016b. DOI: **https://doi.org/10.1590/0102-311X00184516**.

BAHIA, L. *Financeirização da assistência médico-hospitalar no Governo Lula*. In: MACHADO, C. V.; BAPTISTA, T. W. F.; LIMA, L. D. *Políticas de saúde no Brasil: continuidades e mudanças*. Rio de Janeiro: Fiocruz, 2012, p. 91-113.

BAHIA, L. O sistema de saúde brasileiro entre normas e fatos: universalização mitigada e estratificação subsidiada. *Ciência & Saúde Coletiva*, v. 14, n. 3, jun. 2009. DOI: **https://doi.org/10.1590/S1413-81232009000300011**.

BAHIA, L. Planos privados de saúde: luzes e sombras no debate setorial dos anos 90. *Ciência & Saúde Coletiva*, v. 6, n. 2, p. 329-339, 2001. DOI: **https://doi.org/10.1590/S1413-81232001000200005**.

BAHIA, L. *Mudanças e padrões das relações público-privado: seguros e planos de saúde no Brasil*. Tese de Doutorado em Saúde Pública. Escola Nacional de Saúde Pública Sergio Arouca, Fundação Oswaldo Cruz, Rio de Janeiro, 1999.

BAHIA, L. Os planos e seguros privados de saúde no Brasil: notas sobre o objeto e procedimentos de estudo. *Cadernos de Saúde Coletiva*, v. 5, n. 2, p. 105-122, 1997.

BAHIA, L.; LAZZARINI, M; SCHEFFER, M. Análise preliminar da proposta de nova lei elaborada pelas empresas de planos de saúde. *GEPS*, jul. 2019. Disponível em: **https://sites.usp.br/geps/publicacoes/**. Acesso em: 12 abr. 2021.

BAHIA, L.; SCHEFFER, M. O SUS e o setor privado assistencial: interpretações e fatos. *Saúde em Debate*, v. 42, n. esp. 3, nov. 2018. DOI: **https://doi.org/10.1590/0103-11042018S312**.

BNDES. BNDES contra os efeitos do coronavírus. *BNDES*, 2021. Disponível em: **https://www.bndes.gov.br/wps/portal/site/home/emergenciais/bndes-contra-coronavirus**. Acesso em: 05 jul. 2021.

BNDES. *Relatório de efetividade 2019*. Rio de Janeiro: BNDES, 2020. Disponível em: **https://web.bndes.gov.br/bib/jspui/bitstream/1408/20141/1/2020_Relatorio%20de%20efetividade_2019_BD.pdf**. Acesso em: 05 jul. 2021.

BNDES. *Relatório de efetividade 2018*. Rio de Janeiro: BNDES, 2019. Disponível em: **https://web.bndes.gov.br/bib/jspui/handle/1408/19060**. Acesso em: 05 jul. 2021.

BNDES. *Relatório de efetividade 2017: efetividade para um novo ciclo de crescimento econômico*. Rio de Janeiro: BNDES, 2018.

BNDES. *Relatório de efetividade 2007-2014: a contribuição do BNDES para o desenvolvimento nacional*. 2. ed. Rio de Janeiro: BNDES, 2015.

BARBOSA, M. L.; CELINO, S. D. M.; COSTA, G. M. C. A Estratégia de Saúde da Família no setor suplementar: a adoção do modelo de atenção primária na empresa de autogestão. *Interface – Comunicação, Saúde, Educação*, v. 19, n. 55, p. 1101-1108, dez. 2015.

BARR, B. et al. Suicides associated with the 2008-10 economic recession in England: time trend analysis. *BMJ*, v. 345, p. e5142, 2012. DOI: **https://doi.org/10.1136/bmj.e5142**.

BAUMBACH, A.; GULIS, G. Impact of financial crisis on selected health outcomes in Europe. *European Journal of Public Health*, v. 24, n. 3, p. 399-403, 2014. DOI: 10.1093/eurpub/cku042.

BAYLISS, D.; OLSEN, W.; WALTHERY, P. Well-Being during recession in the UK. *Applied Research in Quality of Life*, v. 12, n. 2, p. 369-387, 2017. DOI: 10.1007/s11482-016-9465-8.

BOBBIO, N. *Da estrutura à função: novos estudos de teoria do direito*. Tradução: Daniela B. Versiani. Barueri: Manole, 2007.

BONIN, R. Quanto custou aos brasileiros o plano de saúde dos deputados. *Veja*, 04 jan. 2022. Disponível em: **https://veja.abril.com.br/coluna/radar/quanto-custou-aos-brasileiros-o-plano-de-saude-dos-deputados/**. Acesso em: 20 fev. 2022.

BRASIL. Ministério da Economia. Receita Federal. *Gastos Tributários – DGT Bases efetivas 2021 – Série 2019 a 2024*. 2024a. Disponível em: **https://www.gov.br/receitafederal/pt-br/centrais-de-conteudo/publicacoes/relatorios/renuncia/gastos-tributarios-bases-efetivas/dgt-bases-efetivas-2021-serie-2019-a-2024-quadros.xlsx/view**. Acesso em: 07 set. 2024.

BRASIL. Câmara dos Deputados. *Projeto de Lei (PL) 7419/2006*. 2024b. Disponível em: **https://www.camara.leg.br/proposicoesWeb/fichadetramitacao?idProposicao=332450**. Acesso em: 07 set. 2024.

BRASIL. Câmara dos Deputados. *Parecer de plenário ao Projeto de Lei nº 7.419, de 2006*, do Senado Federal, que "altera a Lei nº 9.656, de 3 de junho de 1998, que dispõe sobre os planos e seguros privados de assistência à saúde", e apensados, 2024c. Disponível em: **https://www.camara.leg.br/proposicoesWeb/prop_mostrarintegra?codteor=2326986&filename=Tramitacao-PL%207419/2006**. Acesso em: 07 set. 2024.

BRASIL. *Departamento de Informática do Sistema Único de Saúde (DATASUS)*. Brasília: Ministério da Saúde, 2024d. Disponível em: **http://tabnet.datasus.gov.br/cgi/deftohtm.exe?cnes/cnv/leiutibr.def**. Acesso em: 12 abr. 2024.

BRASIL. *Lei Complementar nº 200, de 30 de agosto de 2023*. 2023a. Disponível em: **https://www.planalto.gov.br/ccivil_03/leis/lcp/lcp200.htm**. Acesso em 23/10/2024.

BRASIL. CÂMARA DOS DEPUTADOS. COMISSÃO DE DEFESA DO CONSUMIDOR. Audiência Pública sobre Planos e Seguros Privados de Saúde (PL 7419/2006). *Agência Câmara de Notícias*, 07 jun. 2023b. Disponível em: **https://www.camara.leg.br/evento-legislativo/68133**. Acesso em: 07 set. 2024.

BRASIL. Ministério da Economia. Receita Federal. *Gastos Tributários – Bases Efetivas*. 2022a. Disponível em: **https://www.gov.br/receitafederal/pt-br/centrais-de-conteudo/publicacoes/relatorios/renuncia/gastos-tributarios-bases-efetivas**. Acesso em: 06 jan. 2022.

BRASIL. Controladoria-Geral da União. *Portal da Transparência*. Ministério da Saúde. 2022b. Disponível em: **https://www.portaltransparencia.gov.br/orgaos-superiores/36000?Ano=2021**. Acesso em: 17 jan. 2022.

BRASIL. *Política Nacional de Saúde Suplementar Para o Enfrentamento da Pandemia da Covid-19*. Brasília: Ministério da Saúde, 2021a. Disponível em: **https://www.gov.br/participamaisbrasil/pnss-covid-19**. Acesso em: 24 jun. 2021.

BRASIL. Câmara dos Deputados. *Projeto de Lei PL 1721/2015*. 2021b. Disponível em: **https://www.camara.leg.br/proposicoesWeb/fichadetramitacao?idProposicao=1299732**. Acesso em: 08 abr. 2021.

BRASIL. *Departamento de Informática do Sistema Único de Saúde (DATASUS)*. Brasília: Ministério da Saúde, 2021c. Disponível em: **http://tabnet.datasus.gov.br/cgi/deftohtm.exe?cnes/cnv/leiutibr.def**. Acesso em: 12 abr. 2021.

BRASIL. *Painel Coronavírus*. Brasília: Ministério da Saúde, 2020a. Disponível em: **https://COVID.saude.gov.br/**. Acesso em: 23 jun. 2020.

BRASIL. *Departamento de Informática do Sistema Único de Saúde (DATASUS)*. Brasília: Ministério da Saúde, 2020b. Disponível em: **http://tabnet.datasus.gov.br/cgi/deftohtm.exe?cnes/cnv/leiutibr.def**. Acesso em: 21 jun. 2020.

BRASIL. *Portaria nº 21.562, de 30 de setembro de 2020*. 2020c. Disponível em: **https://www.in.gov.br/web/dou/-/portaria-n-21.562-de-30-de-setembro-de-2020-280525705**. Acesso em: 20 fev. 2022.

BRASIL. *Lei nº 13.989, de 15 de abril de 2020*. Brasília: Diário Oficial da União, seção 1, 16 abr. 2020d.

BRASIL. *Gasto tributário: conceito e critérios de classificação*. Brasília: Ministério da Economia, 2019a. Disponível em: **https://www.gov.br/receitafederal/pt-br/centrais-de-conteudo/publicacoes/relatorios/renuncia/gastos-tributarios-bases-efetivas/sistema-tributario-de--referencia-str-v1-02.pdf**. Acesso em: 27 maio 2021.

BRASIL. Ministério da Economia. Boletim mensal sobre os subsídios da União: deduções do Imposto de Renda Pessoa Física (IRPF) de despesas médicas. *Boletim Mensal*, n. 9, jul. 2019b. Disponível em: **https://www.gov.br/economia/pt-br/assuntos/avaliacao-de-politicas-publicas/boletins-e-estudos/boletins-de-subsidios/09-bolsubsidios_9_v2.pdf**. Acesso em: 16 maio 2021.

BRASIL. Ministério da Economia. Boletim mensal sobre os subsídios da União: distribuição regional dos gastos tributários. *Boletim Mensal*, n. 12, out. 2019c. Disponível em: **https://www.gov.br/economia/pt-br/assuntos/avaliacao-de-politicas-publicas/boletins-e-estudos/boletins-de-subsidios/12-distribuicao-regional-subsidios_outubro_2019**.pdf. Acesso em: 16 maio 2021.

BRASIL. Ministério da Fazenda. *Aspectos fiscais da saúde no Brasil*. Brasília: Secretaria do Tesouro Nacional, 2018. Disponível em: **https://www.tesourotransparente.gov.br/publicacoes/aspectos-fiscais-da-saude-no-brasil/2018/30**. Acesso em: 15 abr. 2019.

BRASIL. Ministério do Planejamento, Desenvolvimento e Gestão. *Estabelece orientações aos órgãos e entidades do Sistema de Pessoal Civil da Administração Federal* – SIPEC sobre a assistência à saúde suplementar do servidor do poder executivo federal e do militar da Polícia Militar e do Corpo de Bombeiros Militar dos extintos Territórios Federais do Amapá, de Rondônia e de Roraima, ativo ou inativo, de sua família e pensionistas e dá outras providências. Portaria nº 1, de 9 de março de 2017. Brasília: Diário Oficial da União, seção 1, 10 mar. 2017a.

BRASIL. Câmara dos Deputados. Projeto de Lei nº 7.419, de 2006. Comissão especial destinada a proferir parecer ao Projeto de Lei nº 7.419, de 2006, do Senado Federal, que “altera a Lei Nº 9.656, de 3 de junho de 1998, que dispõe sobre os planos e seguros privados de assistência à saúde”, e apensados. *Projetos de Lei e Outras Proposições*, 2017b. Disponível em: **https://www.camara.leg.br/proposicoesWeb/prop_mostra-rintegra;jsessionid=node0ip7we57kprglive79e2i5qmm9586101.node0?codteor=1631646&filename=Tramitacao-PL+7419/2006.** Acesso em: 08 ago. 2018.

BRASIL. Cancelada discussão do parecer sobre mudanças em planos de saúde. *Agência Câmara de Notícias*, 29 nov. 2017c. Disponível em: **http://www2.camara.leg.br/camaranoticias/noticias/SAUDE/549908-CANCELADA-DISCUSSAO-DO-PARECER-SOBRE-MUDANCAS-EM-PLANOS-DE-SAUDE.html.** Acesso em: 09 ago. 2018.

BRASIL. *Emenda Constitucional nº 95, de 15 de dezembro de 2016*. Brasília: Diário Oficial da União, seção 1, 15 dez. 2016a.

BRASIL. Ministério do Planejamento, Orçamento e Gestão. *Portaria nº 8, de 13 de janeiro de 2016*. Brasília: Diário Oficial da União, seção 1, 14 jan. 2016b.

BRASIL. *Lei nº 13.097, de 19 de janeiro de 2015*. Brasília: *Diário Oficial da União*, seção 1, 20 jan. 2015.

BRASIL. *Manual de orientações para contratação de serviços do SUS*. Brasília: Ministério da Saúde, 2007. Série A. Normas e Manuais Técnicos. Disponível em: **https://bvsms.saude.gov.br/bvs/publicacoes/manual_orientacoes_contratacao_servicos_sus.pdf.** Acesso em: 27 abr. 2023.

BRASIL. *Lei nº 9.961, de 29 de janeiro de 2000*. Brasília: *Diário Oficial da União*, seção 1, 29 jan. 2000a. Disponível em: **https://www.planalto.gov.br/ccivil_03/Leis/L9961.htm.** Acesso em: 08 jul. 2021.

BRASIL. *Lei nº 9.964, de 10 de abril de 2000*. Brasília: Diário Oficial da União, seção 1, 11 abr. 2000b. Disponível em: **http://www.planalto.gov.br/ccivil_03/leis/l9964.htm.** Acesso em: 08 jul. 2021.

BRASIL. *Lei nº 9.656, de 3 de junho de 1998*. Brasília: Diário Oficial da União, seção 1, 04 jun. 1998a. Disponível em: **https://www.planalto.gov.br/ccivil_03/Leis/l9656.htm.** Acesso em: 08 jul. 2021.

BRASIL. *Resolução do Conselho de Saúde Suplementar — CONSU nº 08, de 3 de novembro de 1998*. Brasília: Diário Oficial da União, seção 1, 04 nov. 1998b.

BRASIL. *Organizações sociais*. Brasília: Ministério da Administração Federal e Reforma do Estado, 1997, Cadernos do Mare, n. 2.

BRASIL. *Lei nº 8.080, de 19 de setembro de 1990*. Brasília: Diário Oficial da União, seção 1, 20 set. 1990a.

BRASIL. *Lei nº 8.142, de 28 de dezembro de 1990*. Brasília: Diário Oficial da União, seção 1, Brasília, 31 dez. 1990b.

BRASIL. *Constituição da República Federativa do Brasil*. Brasília: Senado Federal, 1988.

BROWN, K.; WEBB, O. The big tech of health care. *The American Prospect*, abr. 2021. Disponível em: **https://prospect.org/health/big-tech-of-health-care-united-optum-change-merger/**. Acesso em: 05 jul. 2021.

CAIXA ECONÔMICA FEDERAL. Relatório integrado 2020. *Caixa Econômica Federal*, 2020. Disponível em: **https://www.caixa.gov.br/Downloads/caixa-governanca/Relatorio_Integrado_Caixa_2020.pdf**. Acesso em: 05 jul. 2021.

CALAIS, B.; ANDRADE, J. Bilionários brasileiros da área da saúde são os que mais ganharam dinheiro durante a pandemia. *Forbes*, 05 fev. 2021. Disponível em: **https://forbes.com.br/forbes-money/2021/02/bilionarios-brasileiros-da-area-da-saude-sao-os-que-mais-ganharam-dinheiro-durante-a-pandemia/**. Acesso em: 07 abr. 2021.

CAPGEMINI. *World insurance report: past, present and future*. [S. l.]: CAPGEMINI, 2017. Disponível em: **https://www.capgemini.com/ca-en/wp-content/uploads/sites/30/2022/05/worldinsurancereportpastpresentandfuture-2.pdf**. Acesso em: 08 jul. 2021.

CAPGEMINI; EFMA. *World insurance report*. [S. l.]: CAPGEMINI: EFMA, 2015. Disponível em: **https://www.the-digital-insurer.com/library/2015-world-insurance-report-by-capgemini-and-efma/**. Acesso em: 08 jul. 2021.

CARVALHO, E. M. C. L. *O crescimento das empresas de planos de saúde no Brasil: as iniciativas de mudança na regulamentação do Congresso Nacional entre 2010 e 2018*. Dissertação de Mestrado em Saúde Coletiva. Instituto de Estudos em Saúde Coletiva, Universidade Federal do Rio de Janeiro, 2019.

CARVALHO, L. *Valsa brasileira: do boom ao caos econômico*. São Paulo: Todavia, 2018.

CASTRO, J. Gastos com saúde de senadores e ex-senadores batem recorde em 2020. *Veja*, 17 maio 2021. Disponível em: **https://veja.abril.com.br/coluna/maquiavel/gastos-com-saude-de-senadores-e-ex-senadores-batem-recorde-em-2020/**. Acesso em: 22 fev. 2022.

CERQUEIRA, S.; THOMAS, J. A.; BRUNO, C. COVID-19: o drama nos hospitais públicos e as saídas para mitigar a crise. *Veja*, 15 maio 2020. Disponível em: **https://veja.abril.com.br/saude/COVID-19-o-drama-nos-hospitais-publicos-e-as-saidas-para-mitigar-a-crise/**. Acesso em: 22 jun. 2020.

CEPAL. *Informe Especial COVID-19*, n. 10, 2021. Disponível em: **https://www.cepal.org/sites/default/files/publication/files/46710/S2100064_es.pdf**. Acesso em: 01 jun. 2021.

CEPAL. *Construir un nuevo futuro: una recuperación transformadora con igualdad y sostenibilidad*. Santiago: CEPAL, 2020. Disponível em: **https://repositorio.cepal.org/bitstream/handle/11362/46227/1/S2000699_es.pdf**. Acesso em: 1º jun. 2021.

CHIAVEGATTO FILHO, A. D. P. Uso de big data em saúde no Brasil: perspectivas para um futuro próximo. *Epidemiologia e Serviços de Saúde*, v. 24, n. 2, p. 325-332, jun. 2015. DOI: **http://dx.doi.org/10.5123/S1679-49742015000200015**.

CNDSS. *As causas sociais das iniquidades em saúde no Brasil. Relatório final Comissão Nacional sobre Determinantes Sociais da Saúde (CNDSS)*. Brasília: Ministério da Saúde, 2008. Disponível em: **https://bvsms.saude.gov.br/bvs/publicacoes/causas_sociais_iniquidades.pdf**. Acesso em: 24 fev. 2022.

CNJ. *Resolução nº 294 de 18 de dezembro de 2019*. Brasília: Diário de Justiça Eletrônico Nacional, seção 1, Brasília, DF, n. 263, p. 19-21, 19 dez. 2019a. Disponível em: **https://atos.cnj.jus.br/atos/detalhar/3129**. Acesso em: 20 fev. 2022.

CNJ. *Judicialização da saúde no Brasil: perfil das demandas, causas e propostas de solução. Instituto de ensino e pesquisa (INSPER)*. Brasília: CNJ, 2019b. Disponível em: **https://www.cnj.jus.br/wp-content/uploads/2019/03/66361404dd5ceaf8c5f7049223bdc709.pdf**. Acesso em: 06 maio 2021.

CNJ. Judicialização da saúde: iniciativas do CNJ são destacadas em seminário no STJ. *Notícias CNJ*, 22 maio 2018. Disponível em: **https://www.cnj.jus.br/judicializacao-da-saude-iniciativas-do-cnj-sao-destacadas-em-seminario-no-stj/**. Acesso em: 09 ago. 2018.

CNSEG. *Propostas do setor segurador brasileiro aos presidenciáveis*. [S. l.]: CNSEG, 2018. Disponível em: **https://cnseg.org.br/publicacoes/propostas-do-setor-segurador-brasileiro-aos-presidenciaveis**. Acesso em: 21 abr. 2021.

CONSELHO ADMINISTRATIVO DE DEFESA ECONÔMICA. *Portaria Conjunta SEAE/SDE nº 50, de 1 de agosto de 2001*. Brasília: CADE, 2001. Disponível em: **https://cdn.cade.gov.br/Portal/centrais-de-conteudo/publicacoes/guias-do-cade/guia-para-analise-de-atos-de-concentracao-horizontal.pdf**. Acesso em: 07 abr. 2021.

CONSELHO DE MONITORAMENTO E AVALIAÇÃO DE POLÍTICAS PÚBLICAS. *Relatório de avaliação: dedução das despesas médicas do IRPF. Ciclo 2020*. Disponível em: **https://www.gov.br/planejamento/pt-br/acesso-a-informacao/participacao-social/conselhos-e-orgaos-colegiados/cmap/politicas/2020/subsidios/relatorio_avaliacao-cmas-2020-deducao-despesas-medicas.pdf**. Acesso em: 02 fev. 2022.

CONSELHO FEDERAL DE MEDICINA. *Resolução CFM nº 2.314/2022*. Brasília: Diário Oficial da União, seção 1, 2022. Disponível em: **https://sistemas.cfm.org.br/normas/arquivos/resolucoes/BR/2022/2314_2022.pdf**. Acesso em: 08 set. 2024.

CORDEIRO, H. *As empresas médicas: as transformações capitalistas da prática médica*. [S. l.]: Graal, 1984.

COSTA, D. C. A. R. et al. Oferta pública e privada de leitos e acesso aos cuidados à saúde na pandemia de Covid-19 no Brasil. *Saúde em Debate*, v. 44, n. esp. 4, 2020. Disponível em: **https://saudeemdebate.org.br/sed/article/view/4470/643**. Acesso em: 24 jun. 2021.

COSTA, D. C. A. R. *Universalismo privatizante e a tríade da desigualdade: saúde pública e privada no Brasil em tempos de crise econômica e sanitária*. Tese de Doutorado em Saúde Coletiva. Instituto de Estudos em Saúde Coletiva, Universidade Federal do Rio de Janeiro, 2022.

COSTA, D. C. A. R. *Crise econômica e gasto público e privado em saúde: tendências dos sistemas de saúde na América Latina*. In: SESTELO, J. A. F.; BAHIA, L.; LEVCOVITZ, E. (org.). *Crise global e sistemas de saúde na América Latina*. Salvador: EDUFBA, 2022, p. 61-83.

COSTA, D. C. A. R.; BAHIA, L. Crise econômica e sanitária e desempenho dos planos e seguros de saúde: similaridades e singularidades entre Brasil e EUA. *Cadernos de Saúde Pública,* v. 38, n. 8, ago. 2022. Disponível em: **https://cadernos.ensp.fiocruz.br/ojs/index.php/csp/article/view/8142/18259**. Acesso em: 15 ago. 2022.

COSTA, D. C. A. R. et al. Crise econômica e disparidades no gasto, oferta e utilização de serviços públicos e privados de saúde no Brasil no período entre 2011 e 2019. *Cadernos de Saúde Pública*, v. 38, n. 10, Rio de Janeiro, out. 2022. Disponível em: **https://cadernos.ensp.fiocruz.br/ojs/index.php/csp/article/view/7919/17731**. Acesso em: 16 out. 2022.

COSTA, M. Setor de Saúde concentrou mais de 60 fusões e aquisições em 2020 no Brasil. *Veja*, 04 mar. 2021. Disponível em: **https://veja.abril.com.br/blog/radar-economico/setor-de-saude-concentrou-mais-de-60-fusoes-e-aquisicoes-em-2020-no-brasil/**. Acesso em: 02 abr. 2021.

CULYER, A. J.; MAYNARD, A.; WILLIAMS, A. *Alternative systems of heath care provision: an essay on motes and beams*. In: OLSON, M. (ed.). *A new approach to the economics of health care*. Washington, DC: American Enterprise Institute for Public Policy Research, 1982.

CULYER, A. J.; WAGSTAFF, A. Equity and equality in health and health care. *Journal of Health Economics*, v. 12, n. 4, p. 431-457, 1993. DOI: 10.1016/0167-6296(93)90004-x.

DE VOGLI, R. The financial crisis, health and health iniquities in Europe: the need for regulations, redistribution and social protection. *International Journal for Equity in Health*, v. 13, n. 58, jul. 2014. DOI: **https://doi.org/10.1186/s12939-014-0058-6**.

DINIZ, E.; BOSCHI, R. *A difícil rota do desenvolvimento: empresários e a agenda neoliberal*. Rio de Janeiro: Iuperj; Belo Horizonte: Ed. UFMG, 2007.

FAVERET FILHO, P.; OLIVEIRA, P. J. A universalização excludente: reflexões sobre as tendências do sistema de saúde. *Planejamento e Políticas Públicas*, v. 3, n. 1, p. 139-162, 1990.

FENASAÚDE. Uma nova saúde suplementar para mais brasileiros. *FenaSaúde*, 2019a. Disponível em: **https://fenasaude.org.br/publicacoes/uma-nova-saude-suplementar-para-mais-brasileiros**. Acesso em: 10 jul. 2021.

FENASAÚDE. FenaSaúde promove debate sobre Atenção Primária à Saúde na Saúde Suplementar. *FenaSaúde*, 2019b. Disponível em: **https://multicalculosaude.com.br/SP/mostra_noticia.php?id_noticia=10353**. Acesso em: 10 jul. 2021.

FERGUSON, N. M. et al. *Report 9: Impact of non-pharmaceutical interventions (NPIs) to reduce COVID-19 mortality and healthcare demand*. Londres: Imperial College London, 2020.

FGV. Análise do setor de planos de saúde. *FGV Direito*, 2019a.

FGV. A saúde suplementar na visão do STJ. *FGV Projetos*, 2019b. Disponível em: **https://www.stj.jus.br/sites/portalp/Paginas/Institucional/Educacao-e-cultura/Eventos/Seminario-A-saude-suplementar-na-visao-do-STJ.aspx**. Acesso em: 07 jan. 2019.

FIOCRUZ. *Monitora Covid-19: tendências atuais da pandemia de Covid-19: Interiorização e aceleração da transmissão em alguns estados. Nota Técnica: 2020*. Rio de Janeiro: Fiocruz, 2020.

FORBES. Hapvida e Notre Dame finalizam acordo de fusão que pode criar o maior conglomerado de saúde do país. *Forbes Money*, 28 fev. 2021. Disponível em: **https://forbes.com.br/forbes-money/2021/02/hapvida-e-notre-dame-finalizam-acordo-de-fusao-que-pode-criar-o-maior-conglomerado-de-saude-do-pais/**. Acesso em: 03 abr. 2021.

FORBES. Qualicorp tem lucro líquido de R$126,7 milhões no 2º trimestre. *Forbes Money*, 26 ago. 2020. Disponível em: **https://forbes.com.br/forbes-money/2020/08/qualicorp-tem-lucro-liquido-de-r-1267-milhoes-no-2o-trimestre/**. Acesso em: 30 mar. 2021.

FUNCIA, F. R. et al. *Sistema Único de Saúde – 30 anos: do subfinanciamento crônico para o processo de desfinanciamento decorrente da emenda constitucional 95/2016*. In: ASSOCIAÇÃO NACIONAL DOS AUDITORES-FISCAIS DA RECEITA FEDERAL DO BRASIL. *30 anos da seguridade social: avanços e retrocessos*. Brasília: ANFIP, 2018.

GADELHA, C. A. G. Os desafios de uma tecnologia que sirva ao humano e não que se sirva do humano. Entrevista. *Revista do Instituto Humanitas Unisinos*, FAPERGS, v. 19, n. 544, p. 8-15, nov. 2019. Disponível em: **http://www.ihuonline.unisinos.br/media/pdf/IHUOnlineEdicao544.pdf**. Acesso em: 10 jul. 2021.

GERENCHER, K. How the big health insurer mergers will impact you. *Market Watch*, set. 2015. Disponível em: **https://www.marketwatch.com/story/how-the-big-health-insurer-mergers-will-impact-you-2015-09-21**. Acesso em: 30 jul. 2018.

GIMENES, R. Hapvida e NotreDame buscam lançar planos mais acessíveis após a fusão. *Veja*, 1º mar. 2021. Disponível em: **https://veja.abril.com.br/economia/hapvida-e-notredame-buscam-lancar-planos-mais-acessiveis-apos-a-fusao/**. Acesso em: 02 abr. 2021.

GIOVANELLA, L. et al. Médicos pelo Brasil: caminho para a privatização da atenção primária à saúde no Sistema Único de Saúde? *Cadernos de Saúde Pública*, v. 35, n. 10, p. e00178619, 2019. DOI: **https://doi.org/10.1590/0102-311X00178619**.

GIOVANELLA, L.; MACHADO, C. V. Sistema universal de saúde e cobertura universal: desvendando pressupostos e estratégias. *Ciência & Saúde Coletiva*, v. 23, n. 6, jun. 2018. DOI: **https://doi.org/10.1590/1413-81232018236.05562018**.

GIOVANELLA, L.; STEGMÜLLER, K. Crise financeira europeia e sistemas de saúde: universalidade ameaçada? Tendências das reformas de saúde na Alemanha, Reino Unido e Espanha. *Cadernos de Saúde Pública*, v. 30, n. 11, nov. 2014. DOI: **https://doi.org/10.1590/0102-311X00021314**.

GRUPO DE ESTUDOS SOBRE PLANOS DE SAÚDE (GEPS). Planos de saúde "falsos coletivos": crescimento do mercado e reajuste de preços (2014-2020). *GEPS/USP*, jan. 2021. Disponível em: **https://sites.usp.br/geps/publicacoes/**. Acesso em: 31 mar. 2021.

GRUPO DE ESTUDOS SOBRE PLANOS DE SAÚDE (GEPS); GRUPO DE PESQUISA E DOCUMENTAÇÃO SOBRE O EMPRESARIAMENTO DA SAÚDE (GPDES). As empresas de planos de saúde no contexto da pandemia do coronavírus: entre a omissão e oportunismo. *GEPS/USP*, 2020a. Disponível em: **https://sites.usp.br/geps/planos-de-saude-na-pandemia-do-coronavirus-entre-a-omissao-e-o-oportunismo/**. Acesso em: 26 jun. 2020.

GRUPO DE PESQUISA E DOCUMENTAÇÃO SOBRE EMPRESARIAMENTO NA SAÚDE (GPDES); GRUPO DE ESTUDOS SOBRE PLANOS DE SAÚDE (GEPS). *Recursos para o enfrentamento da COVID-19: orçamento, leitos, respiradores, testes e equipamentos de proteção individual*. Rio de Janeiro: GPDES, 2020b. Nota Técnica GPDES/UFRJ e GEPS/USP. Disponível em: **http://cebes.org.br/2020/11/recursos-para-o-enfrentamento-da-covid-19-orcamento-leitos-respiradores-testes-e-equipamentos-de-protecao-individual/**. Acesso em: 05 dez. 2020.

HAJE, L. Proposta para alterar lei sobre planos de saúde poderá ser apresentada em um mês. *Agência Câmara de Notícias*, 20 jun. 2017. Disponível em: **http://www2.camara.leg.br/camaranoticias/noticias/SAUDE/536582-PROPOSTA-PARA-ALTERAR-LEI-SOBRE-PLANOS-DE-SAUDE-PODERA-SER-APRESENTADA-EM-UM-MES.html**. Acesso em: 08 ago. 2018.

HERNÁNDEZ, M. Sistemas universales de protecciones sociales como alternativa a la Cobertura Universal en Salud (CUS). *Saúde em Debate*, v. 43, n. esp. 5, 2019. Disponível em: **https://scielosp.org/article/sdeb/2019.v43nspe5/29-43/**. Acesso em: 18 jun. 2021.

HIRATUKA, C.; ROCHA, M. A.; SARTI, F. *Mudanças recentes no setor privado de serviços de saúde no Brasil: internacionalização e financeirização*. In: GADELHA, P. et al. (org.). *Brasil saúde amanhã: população, economia, gestão*. Rio de Janeiro: Fiocruz; 2016. p. 189-220.

HOLLANDA, A. I. C. *Análise dos processos de aquisições, fusões e cisões de grupos hospitalares e empresas de planos e seguros de saúde dos últimos 10 anos (2008 a 2018)*. Dissertação de Mestrado em Saúde Coletiva. Instituto de Estudos em Saúde Coletiva, Universidade Federal do Rio de Janeiro, 2019.

HONE, T. et al. Effect of economic recession and impact of health and social protection expenditures on adult mortality: a longitudinal analysis of 5565 Brazilian municipalities. *The Lancet Global Health*, v. 7, n. 11, e1575-e1583, nov. 2019. DOI: **https://doi.org/10.1016/S2214-109X(19)30409-7**.

IBGE. IPCA — Índice Nacional de Preços ao Consumidor Amplo. Brasil: 2006-2021. Rio de Janeiro: IBGE, 2022.

IBGE. *Pesquisa nacional de saúde 2019: informações sobre domicílios, acesso e utilização dos serviços de saúde: Brasil, grandes regiões e unidades da federação*. Rio de Janeiro: IBGE, 2020.

IBGE. *Pesquisa de informações básicas municipais 2013*. [S. l.]: IBGE, 2013. Disponível em: **https://www.ibge.gov.br/estatisticas/sociais/saude/19879-suplementos-munic2.html?edicao=18193**. Acesso em: 08 abr. 2021.

IDEC. Câmara dos Deputados pode aprovar a toque de caixa nova lei dos planos de saúde. *IDEC*, 27 jun. 2017a. Disponível em: **http://www.idec.org.br/ckfinder/userfiles/files/Manifesto%20-%20Reforma%20Lei%20de%20Planos%20de%20Sa%C3%BAde.pdf**. Acesso em: 08 ago. 2018.

IDEC. A falsa coletivização de contratos nos planos de saúde. *IDEC*, 29 set. 2017b. Disponível em: **https://idec.org.br/em-acao/artigo/a-falsa-coletivizaco-de-contratos-nos-planos-de-saude**. Acesso em: 08 ago. 2018.

INSTITUTO COALIZÃO SAÚDE. *Coalizão Saúde Brasil: uma agenda para transformar o sistema de saúde*. São Paulo: Icos, 2018. Disponível em: **http://icos.org.br/wp-content/uploads/2017/04/Relato%CC%81rioNet.pdf**. Acesso em: 03 maio 2021.

INSTITUTO COALIZÃO SAÚDE. *Proposta para o sistema de saúde brasileiro*. São Paulo: Icos, 2016. Disponível em: **http://icos.org.br/wp-content/uploads/2016/04/Coalizao_Brochura.pdf**. Acesso em: 03 maio 2021.

INSTITUTO DE ESTUDOS DE SAÚDE SUPLEMENTAR. *IESS*, 2021. Disponível em: **https://www.iess.org.br/?p=sobre**. Acesso em: 21 jun. 2021.

INSTITUTO DE ESTUDOS DE SAÚDE SUPLEMENTAR. Estudos especiais: pesquisa IESS/IBOPE. *IESS*, 2015. Disponível em: **https://www.iess.org.br/?p=publicacoes&id=730&id_tipo=15**. Acesso em: 06 jan. 2019.

INSTITUTO D'OR DE PESQUISA E ENSINO. Conheça o IDOR. *Rede D'Or São Luiz*, 2021. Disponível em: **https://www.rededorsaoluiz.com.br/instituto/idor/o-instituto/conheca-o-idor**. Acesso em: 02 abr. 2021.

JANARY JÚNIOR. Proibição de capital estrangeiro na assistência à saúde é aprovada em comissão. *Agência Câmara de Notícias*, 14 jun. 2018. Disponível em: **https://www.camara.leg.br/noticias/540367-proibicao-de-capital-estrangeiro-na-assistencia-a-saude-e-aprovada-em-comissao/**. Acesso em: 08 abr. 2021.

JARDANOVSKI, E.; GUIMARÃES, P.C.V. O desafio da eqüidade no setor saúde. *eRA -Revista de Administração de Empresas*, v. 33, n. 3, 1993.

KARANIKOLOS, M. et al. Financial crisis, austerity, and health in Europe. *The Lancet*, v. 381, n. 9874, p. 1323-1331, 2013. DOI: **https://doi.org/10.1016/S0140-6736(13)60102-6**.

KONDILIS, E. et al. Economic crisis, restrictive policies, and the population's health and health care: the Greek case. *American Journal of Public Health*, v. 103, n. 6, p. 973-980, 2013. DOI: 10.2105/AJPH.2012.301126.

LABOISSIÈRE, P. Ministro defende plano de saúde popular para aliviar gastos com o SUS. *Agência Brasil*, 06 jul. 2016. Disponível em: **https://agenciabrasil.ebc.com.br/geral/noticia/2016-07/ministro-defende-plano-de-saude-popular-para-aliviar-gastos-com-o-sus**. Acesso em: 19 abr. 2021.

LEAL, R. M. *O mercado de saúde suplementar no Brasil: regulação e resultados econômicos dos planos privados de saúde*. Tese de Doutorado em Políticas Públicas, Estratégias e Desenvolvimento. Instituto de Economia, Universidade Federal do Rio de Janeiro, 2014.

LEUNG, K. et al. First-wave COVID-19 transmissibility and severity in China outside Hubei after control measures, and second-wave scenario planning. *The Lancet*, v. 395, n. 10233, p. 1382-1393, 2020. DOI: **https://doi.org/10.1016/S0140-6736(20)30746-7**.

LEVCOVITZ, E.; COSTA-COUTO, M. H. *Sistemas de saúde na América Latina no século XXI*. In: NOGUEIRA, R. P. et al. (org.). *Observatório Internacional de Capacidades Humanas, Desenvolvimento e Políticas Públicas: estudos e análises. Tendências recentes das políticas sociais na América Latina*. Brasília: NESP, 2018, p. 99-118. Disponível em: **http://capacidadeshumanas.org/oichsitev3/wp-content/uploads/2019/02/4-Sistemas-de-sa%C3%BAde-na-Am%C3%A9rica-Latina-no-s%C3%A9culo-XXI.pdf**. Acesso em: 21 abr. 2021.

LIMA, S. M. L. et al. Regulação dos serviços de radioterapia e quimioterapia pelas operadoras de planos de saúde no Brasil. *Ciência & Saúde Coletiva*, v. 19, n. 1, 2014. DOI: **https://doi.org/10.1590/1413-81232014191.1700**.

LISBOA, A. S. *A inserção da Medicina de Família e Comunidade em empresas de planos privados de saúde no Brasil*. Dissertação de Mestrado em Saúde Coletiva. Instituto de Estudos em Saúde Coletiva, Universidade Federal do Rio de Janeiro, 2020.

LUSARDI, A. The economic crisis and medical care use: comparative evidence from five high income countries. *Social Science Quarterly*, v. 96, n. 1, p. 202-213, 2015. DOI: **https://doi.org/10.1111/ssqu.12076**.

MADUREIRA-LIMA, J. et al. The great recession and inequalities in access to health care: a study of unemployment and unmet medical need in Europe in the economic crisis. *International Journal of Epidemiology,* v. 47, n. 1, p. 58-68, 2018. DOI: **https://doi.org/10.1093/ije/dyx193**.

MALDONADO, J. et al. (prof). *O complexo econômico-industrial da saúde e a sustentabilidade do SUS*. Disciplina do curso de Doutorado. Escola Nacional de Saúde Pública Sergio Arouca, Fundação Oswaldo Cruz, Rio de Janeiro, 2019.

MALDONADO, J. et al. A dinâmica inovativa do subsistema de base mecânica, eletrônica e de materiais. *Revista de Saúde Pública,* v. 46, supl. 1, p. 29-36, dez. 2012. DOI: **http://dx.doi.org/10.1590/S0034-89102012000700005**.

MALTA, D. C. et al. Perspectivas da regulação na saúde suplementar diante dos modelos assistenciais. *Ciência & Saúde Coletiva,* v. 9, n. 2, p. 433-444, 2004.

MARMOT, M.; BELL, R. How will the financial crisis affect health? *BMJ,* v. 338, n. 1, p. 858-860, 2009. DOI: **https://doi.org/10.1136/bmj.b1314**.

MASSUDA, A. et al. The Brazilian health system at crossroads: progress, crisis and resilience. *BMJ Global Health,* v. 3, n. 4, p. e000829, 2018. DOI: **https://doi.org/10.1136/bmjgh-2018-000829**.

MASSUDA, A.; TASCA, R.; MALIK, A. M. Uso de leitos hospitalares privados por sistemas públicos de saúde na resposta à COVID-19. *Saúde em Debate,* v. 44, n. esp. 4, 2020. Disponível em: **http://cebes.org.br/publicacao/saude-em-debate-v-44-n-especial-4-covid-19-conhecer-para-enfrentar-os-desa%EF%AC%81os-futuros/**. Acesso em: 24 jun. 2021.

MATOS, J. B. B. *Três ou quatro tônicas e uma onda: mapeamento de cenário e prospecção de ações regulatórias para o campo da saúde suplementar no decênio 2019-2028*. Relatório de Pós-Doutorado. Instituto de Medicina Social, Universidade do Estado do Rio de Janeiro, 2019.

MATTOS, L. V. et al. Financeirização, acumulação e mudanças patrimoniais em empresas e grupos econômicos do setor saúde no Brasil. *Cadernos de Saúde Pública,* v. 38, supl. 2, p. 1-18, 2022. DOI: **http://dx.doi:10.1590/0102-311X00175820**.

MÁXIMO, W. Caixa reduz juros em 42% para santas casas e hospitais filantrópicos. *Agência Brasil*, 18 mar. 2021. Disponível em: **https://agenciabrasil.ebc.com.br/economia/noticia/2021-03/caixa-reduz--juros-em-42-para-santas-casas-e-hospitais-filantropicos**. Acesso em: 05 jul. 2021.

MAYER, A.; FOSTER, M. Understanding recession and self-rated health with the partial proportional odds model: an analysis of 26 countries. *PLoS One*, v. 10, n. 10, p. e0140724, 2015. DOI: **https://doi.org/10.1371/journal.pone.0140724**.

MELLAN, T. A. et al. *Report 21: Estimating COVID-19 cases and reproduction number in Brazil*. Londres: Imperial College London, 2020. Disponível em: **https://www.imperial.ac.uk/mrc-global-infectious-disease-analysis/disease-areas/covid-19/report-21-brazil/**. Acesso em: 20 jun. 2021.

MENDES, A.; CARNUT, L. Capital, Estado, crise e a saúde pública brasileira: golpe e desfinanciamento. *Ser Social*, v. 22, n. 46, p. 9-32, 2020. DOI: **https://doi.org/10.26512/ser_social.v22i46.25260**.

MENDES, A.; MARQUES, R. M. O financiamento do SUS sob os "ventos" da financeirização. *Ciência & Saúde Coletiva*, v. 14, n. 3, p. 841-850, 2009.

MENDES, A.; WEILLER, J. A. B. Renúncia fiscal (gasto tributário) em saúde: repercussões sobre o financiamento do SUS. *Saúde em Debate*, v. 39, n. 105, p. 491-505, abr./jun. 2015. DOI: **https://doi.org/10.1590/0103-110420151050002016**.

MOGHADAS, S. M. et al. Projecting hospital utilization during the COVID-19 outbreaks in the United States. *Proceedings of the National Academy of Sciences*, v. 117, n. 16, p. 9122-9126, 2020. DOI: **https://doi.org/10.1073/pnas.2004064117**.

MOONEY, G. *Economics, medicine and health care*. County Carlow: The Harvester Press Group, 1986.

MORAIS, H. M. M. et al. Organizações Sociais da Saúde: uma expressão fenomênica da privatização da saúde no Brasil. *Cadernos de Saúde Pública*, v. 34, n. 1, p. e00194916, 2018. DOI: **https://doi.org/10.1590/0102-311X00194916**.

MOTTA, R. Tribunal de São Paulo aumenta margem para reembolso de despesas médicas de magistrados e gasto mensal pode bater R$7 milhões. *Estadão*, 14 jan. 2022. Disponível em: **https://politica.estadao.com.br/blogs/fausto-macedo/tribunal-de-sao-paulo-aumenta-margem-para-reembolso-de-despesas-medicas-de-magistrados/**. Acesso em: 07 fev. 2022.

MUNIZ, M. Judicialização da saúde resultou em 1,5 milhão de processos em 2017. *Conselho Nacional De Justiça*, 12 dez. 2017. Disponível em: **https://www.jota.info/justica/processos-sobre-judicializacao-da-saude-chegam-15-milhao-em-2017-12122017**. Acesso em: 09 ago. 2018.

NOGUEIRA, R. P. *O desenvolvimento federativo do SUS e as novas modalidades institucionais de gerência das unidades assistenciais*. In: RODRIGUES, N.; AMARANTE, P. D. C. (org.). *Gestão pública e relação público privado na saúde*. Rio de Janeiro: Cebes, 2010. p. 24-47.

NORONHA, J. C. Cobertura universal de saúde: como misturar conceitos, confundir objetivos, abandonar princípios. *Cadernos de Saúde Pública*, v. 29, n. 5, maio 2013. DOI: **https://doi.org/10.1590/S0102-311X2013000500003**.

NORONHA, K. V. M. S. et al. Pandemia por COVID-19 no Brasil: análise da demanda e da oferta de leitos hospitalares e equipamentos de ventilação assistida segundo diferentes cenários. *Cadernos de Saúde Pública*, v. 36, n. 6, 2020. DOI: **https://doi.org/10.1590/0102-311X00115320**.

OBSERVATÓRIO DA JUDICIALIZAÇÃO DA SAÚDE SUPLEMENTAR. *Foram julgadas mais de 16 mil ações judiciais contra planos de saúde São Paulo no primeiro semestre de 2018*. São Paulo: Faculdade de Medicina da USP, 2018.

OCKÉ-REIS, C. O. Sustentabilidade do SUS e renúncia de arrecadação fiscal em saúde. *Ciência & Saúde Coletiva*, v. 23, n. 6, jun. 2018.

OCKÉ-REIS, C. O. *Renúncia de arrecadação fiscal em saúde no Brasil: eliminar, reduzir ou focalizar?* In: MONASTERIO, L. M.; NERI, M. C; SOARES, S. S. D. (org.). *Brasil em desenvolvimento 2014: estado, planejamento e políticas públicas*. Brasília: Ipea, 2014. Disponível em: **http://repositorio.ipea.gov.br/handle/11058/3586**. Acesso em: 1º jun. 2021.

OCKÉ-REIS, C. O. Mensuração dos gastos tributários: o caso dos planos de saúde: 2003-2011. *Nota Técnica Ipea*, n. 5, maio 2013. Disponível em: **https://www.ipea.gov.br/portal/images/stories/PDFs/nota_tecnica/130528_notatecnicadiest05.pdf**. Acesso em: 10 jan. 2019.

OCKÉ-REIS, C. O.; FERNANDES, A. M. P. Descrição do Gasto Tributário em Saúde – 2003 a 2015. *Nota Técnica Ipea*, n. 48, abr. 2018. Disponível em: **http://repositorio.ipea.gov.br/bitstream/11058/8586/1/NT_48_Disoc_Descri%C3%A7%C3%A3o.pdf**. Acesso em: 1º jun. 2021.

OPAS. *Estratégia para o acesso universal à saúde e a cobertura universal de saúde*. Washington, DC: OPAS, 2014. Disponível em: **https://www.paho.org/hq/dmdocuments/2014/CD53-5-p.pdf**. Acesso em: 13 jun. 2021.

PAIM, J. S. et al. O sistema de saúde brasileiro: história, avanços e desafios. *The Lancet*, 09 maio 2011. Disponível em: **http://bvsms.saude.gov.br/bvs/artigos/artigo_saude_brasil_1.pdf**. Acesso em: 1º jun. 2021.

PAIM, J. S.; SILVA, L. M. V. Universalidade, integralidade, equidade e SUS. *Boletim do Instituto de Saúde*, v. 12, n. 2, ago. 2010. Disponível em: **https://repositorio.ufba.br/bitstream/ri/5975/1/Paim%20JS.%202010%20Artigo2.pdf**. Acesso em: 04 mar. 2022.

PAULA, P. Rede D'Or transforma Beneficência Portuguesa em complexo de assistência médica, ensino e pesquisa. *O Globo Zona Sul*, 05 out. 2017. Disponível em: **https://www.rededorsaoluiz.com.br/instituto/idor/novidades/rede-dor-transforma-beneficencia-portuguesa-em-complexo-de-assistencia-medica-ensino-e-pesquisa**. Acesso em: 02 abr. 2021.

PIOLA, S. F. et al. *Gasto tributário e conflito distributivo na saúde*. In: CASTRO, J. A.; SANTOS, C. H. M.; RIBEIRO, J. A. C. *Tributação e equidade no Brasil: um registro da reflexão do Ipea no biênio 2008-2009*. Brasília: Ipea, 2010. Disponível em: **http://repositorio.ipea.gov.br/bitstream/11058/9114/1/GastoTrib_Cap8.pdf**. Acesso em: 1º jun. 2021.

PONTE, C. F.; FALLEIROS, I. (org.). *Na corda bamba de sombrinha: a saúde no fio da história*. Rio de Janeiro: Fiocruz, 2010.

PORTELA, M. C. et al. *Nota técnica 2: As regiões de saúde e a capacidade instalada de leitos de UTI e alguns equipamentos para o enfrentamento dos casos graves de Covid-19.* Rio de Janeiro: Fiocruz, 2020. Disponível em: **https://www.arca.fiocruz.br/bitstream/icict/42249/2/nt_2_portela_et_al_regioes_de_saude_e_a_capacidade_instalada_de_leitos_de_uti_e_equipamentos_na_covid-19.pdf**. Acesso em: 1º jul. 2021.

QUALICORP compra 75% da Plural Saúde em transação milionária. *Plural Saúde,* 18 nov. 2020. Disponível em: **https://www.pluralsaude.com.br/dicas-e-noticias/qualicorp-compra-75-da-plural-saude-em-transacao-milionaria/**. Acesso em: 04 abr. 2021.

RAMOS, A. L. P. *Atenção primária à saúde e terceirização: um estudo sobre as capitais brasileiras com base em indicadores.* Dissertação de Mestrado em Saúde Pública. Escola Nacional de Saúde Pública Sergio Arouca, Fundação Oswaldo Cruz, Rio de Janeiro, 2016.

RAMOS, A. L. P.; SETA, M. H. Atenção primária à saúde e Organizações Sociais nas capitais da Região Sudeste do Brasil: 2009 e 2014. *Cadernos de Saúde Pública,* v. 35, n. 4, p. e00089118, 2019. DOI: **https://doi.org/10.1590/0102-311X00089118**.

REIS, V.; QUARESMA, F. Mario Scheffer e Ligia Bahia participam de debate sobre a Lei nº 9.656/98 dos planos de saúde. *ABRASCO,* 04 jul. 2017. Disponível em: **https://abrasco.org.br/mario-scheffer-e-ligia-bahia-participam-de-debate-sobre-lei-no-9-65698-dos-planos-de-saude/**. Acesso em: 08 ago. 2018.

RIO DE JANEIRO. *Programa Rio de Novo.* Rio de Janeiro: Prefeitura do Rio, 2020. Disponível em: **https://prefeitura.rio/tag/rio-contra-o-corona/**. Acesso em: 13 jul. 2020.

ROCHA, R. et al. Effect of socioeconomic inequalities and vulnerabilities on health-system preparedness and response to COVID-19 in Brazil: a comprehensive analysis. *The Lancet Global Health,* v. 9, n. 6, p. E782-E792, jun. 2021. DOI: **https://doi.org/10.1016/S2214-109X(21)00081-4**.

RODRIGUES, R. C. et al. Rede hospitalar estadual: resultados da administração direta e das organizações sociais. *RAS — Revista de Administração em Saúde,* v. 16, n. 65, p. 112-122, out./dez. 2014.

SANTENAC, I. et al. 2021 Global insurance outlook. *EY*, 9 mar. 2021. Disponível em: **https://www.ey.com/en_gl/insurance/2021-global-insurance-outlook-accelerating-change-to-create-value**. Acesso em: 25 jul. 2021.

SANTOS, F. P.; MALTA, D. C.; MERHY, E. E. A regulação na saúde suplementar: uma análise dos principais resultados alcançados. *Ciência & Saúde Coletiva*, v. 13, n. 5, p. 1463-1475, 2008. DOI: **https://doi.org/10.1590/S1413-81232008000500012**.

SANTOS, I. S.; UGÁ, M. A. D.; PORTO, S. M. O mix público-privado no Sistema de Saúde Brasileiro: financiamento, oferta e utilização de serviços de saúde. *Ciência & Saúde Coletiva*, v. 13, n. 5, 2008. DOI: **https://doi.org/10.1590/S1413-81232008000500009**.

SANTOS, T. B. S. et al. Contingência hospitalar no enfrentamento da COVID-19 no Brasil: problemas e alternativas governamentais. *Ciência & Saúde Coletiva*, v. 26, n. 4, abr. 2021. DOI: **https://doi.org/10.1590/1413-81232021264.43472020**.

SÃO PAULO. *Plano São Paulo*. São Paulo: Governo do Estado de São Paulo, 2020. Disponível em: **https://www.saopaulo.sp.gov.br/wp-content/uploads/2020/07/balanco-plano-sp-10072020.pdf**. Acesso em: 13 jul. 2020.

SAÚDE BUSINESS. Atenção primária: Amil e Einstein se unem para oferecer programa de treinamento a médicos da operadora. *Saúde Business*, 29 ago. 2018. Disponível em: **https://www.saudebusiness.com/mercado/ateno-primria-amil-e-einstein-se-unem-para-oferecer-programa-de-treinamento-mdicos-da**. Acesso em: 07 abr. 2021.

SAÚDE BUSINESS. Banco do Brasil tem linha de crédito especial para hospitais credenciados no SUS. *Saúde Business*, 18 fev. 2009. Disponível em: **https://www.saudebusiness.com/gesto/banco-do-brasil-tem-linha-de-crdito-especial-para-hospitais-credenciados-no-sus**. Acesso em: 05 jul. 2021.

SAYD, P. D. *Renúncia fiscal e equidade na distribuição de recursos para a saúde*. Dissertação de Mestrado em Saúde Pública. Escola Nacional de Saúde Pública Sergio Arouca, Fundação Oswaldo Cruz, Rio de Janeiro, 2003. Disponível em: **http://www.arca.fiocruz.br/bitstream/icict/4699/2/565.pdf**. Acesso em: 27 ago. 2014.

SCHEFFER, M; SOUZA, P.M.S. A entrada do capital estrangeiro no sistema de saúde no Brasil. Cadernos de Saúde Pública, v. 38 (Suppl 2), 2022. DOI: **https://doi.org/10.1590/0102-311X00239421**.

SCHEFFER, M. O capital estrangeiro e a privatização do sistema de saúde brasileiro. *Cadernos de Saúde Pública*, v. 31, n. 4, p. 663-666, 2015. DOI: **https://doi.org/10.1590/0102-311XPE010415**.

SCHEFFER, M.; BAHIA, L. A saúde nos programas de governo dos candidatos a Presidente da República do Brasil nas eleições de 2014: notas preliminares para o debate. *Faces de Clio*, v. 2, n. 3, 2016. Disponível em: **https://periodicos.ufjf.br/index.php/facesdeclio/article/view/26541**. Acesso em: 1º jun. 2021.

SCHEFFER, M.; BAHIA, L. *Planos e seguros de saúde: o que todos devem saber sobre a assistência médica suplementar no Brasil*. São Paulo: Ed. Unesp, 2010.

SCHENKMAN, S.; BOUSQUAT, A. E. M. Alteridade ou austeridade: uma revisão acerca do valor da equidade em saúde em tempos de crise econômica internacional. *Ciência & Saúde Coletiva*, v. 24, n. 12, dez. 2019. DOI: **https://doi.org/10.1590/1413-812320182412.23202019**.

SCHICH, S. Insurance companies and the financial crisis. *Financial Market Trends*, n. 2, 2009. Disponível em: **https://www.oecd.org/finance/insurance/44260382.pdf**. Acesso em: 1º jun. 2021.

SEGATTO, C. Planos de saúde investem em médicos de família. *Época*, 18 set. 2017. Disponível em: **https://epoca.globo.com/saude/noticia/2017/09/planos-de-saude-investem-em-medicos-de-familia.html**. Acesso em: 1º maio 2021.

SERAPIONI, M. Crise econômica e desigualdades nos sistemas de saúde dos países do Sul da Europa. *Cadernos de Saúde Pública*, v. 33, n. 9, 2017. DOI: **https://doi.org/10.1590/0102-311X00170116**.

SERVIÇO NACIONAL DE APRENDIZAGEM DO COOPERATIVISMO NO ESTADO DE SÃO PAULO. Fesp inicia projeto de atenção primária à saúde com apoio do Sescoop/SP. *SESCOOP/SP*, 2017. Disponível em: **https://www.sescoopsp.org.br/default.php?p=noticias.php&id=5621**. Acesso em: 15 maio 2021.

SESTELO, J. A. F. *Planos de saúde e dominância financeira*. Salvador: EDUFBA, 2018.

SESTELO, J. A. F. et al. A financeirização das políticas sociais e da saúde no Brasil do século XXI: elementos para uma aproximação inicial. *Economia e Sociedade*, v. 26, n. esp., p. 1097-1126, dez. 2017. DOI: **http://dx.doi.org/10.1590/1982-3533.2017v26n4art10**.

SOBRINHO, W. P. Mesmo com plano de saúde, deputados reembolsaram R$16 milhões desde 2019. *UOL Notícias*, 15 jun. 2021. Disponível em: **https://noticias.uol.com.br/politica/ultimas-noticias/2021/06/15/deputados-reembolsos-gastos-medicos.htm**. Acesso em: 20 fev. 2022.

SODRÉ, F.; BUSSINGUER, E. C. A.; BAHIA, L. (org.). *Organizações sociais: agenda política e os custos para o setor público da saúde*. São Paulo: Hucitec, 2018.

SOUZA, P. M. S. *A financerização: o capital estrangeiro nas empresas de planos de saúde, de diagnóstico e de hospitais*. Dissertação de Mestrado em Saúde Coletiva. Instituto de Estudos em Saúde Coletiva, Universidade Federal do Rio de Janeiro, 2019.

STUCKLER, D. et al. Austerity and health: the impact in the UK and Europe. *European Journal of Public Health*, v. 27, supl. 4, p. 18-21, 2017. DOI: **https://doi.org/10.1093/eurpub/ckx167**.

STF. ADI 5435 – processo eletrônico. *STF*, 2024. Disponível em: **http://portal.stf.jus.br/processos/detalhe.asp?incidente=4904582**. Acesso em: 23 out. 2024.

STF. ADI 5435 – processo eletrônico. *STF*, 2021. Disponível em: **http://portal.stf.jus.br/processos/detalhe.asp?incidente=4904582**. Acesso em: 08 abr. 2021.

STF. Ampliação de capital estrangeiro no setor de saúde é objeto de ADI. *Notícias STF*, 2015. Disponível em: **http://portal.stf.jus.br/noticias/verNoticiaDetalhe.asp?idConteudo=307185**. Acesso em: 09 ago. 2018.

TEIXEIRA, C. F. S.; PAIM, J. S. A crise mundial de 2008 e o golpe do capital na política de saúde no Brasil. *Saúde em Debate*, v. 42, n. esp. 2., p. 11-21, 2018. DOI: **https://doi.org/10.1590/0103-11042018S201**.

TESOURO NACIONAL. *Aspectos fiscais da saúde no Brasil*. Brasília: Tesouro Nacional, 2018. Disponível em: **https://www.gov.br/tesouronacional/pt-br/importacao-arquivos/AspectosFiscaisSa-C3-BAde2018.pdf**. Acesso em: 21 abr. 2021.

THOMAS, S. et al. *Strengthening health systems resilience: key concepts and strategies*. Copenhagen: European Observatory on Health Systems and Policies, 2020. Disponível em: **https://apps.who.int/iris/bitstream/handle/10665/332441/Policy-brief%2036-1997-8073-eng.pdf?sequence=1&isAllowed=y**. Acesso em: 04 ago. 2021.

TOLEDO, M. ANS revoga resolução sobre franquia e coparticipação em plano de saúde. *Agência Brasil*, 30 jul. 2018. Disponível em: **http://agenciabrasil.ebc.com.br/geral/noticia/2018-07/ans-revoga-resolucao-sobre-franquia-e-coparticipacao-em-plano-de-saude**. Acesso em: 09 ago. 2018.

TRETTEL, D. B.; KOZAN, J. F.; SCHEFFER, M. C. Judicialização em planos de saúde coletivos: os efeitos da opção regulatória da Agência Nacional de Saúde Suplementar nos conflitos entre consumidores e operadoras. *Revista de Direito Sanitário*, v. 19, n. 1, p. 166-187, mar./jun. 2018. Disponível em: **https://www.revistas.usp.br/rdisan/article/view/148133**. Acesso em: 10 ago. 2018.

TURINO, F. et al. Seguindo o dinheiro: análise dos repasses financeiros do Município do Rio de Janeiro, Brasil, para as organizações sociais de saúde. *Cadernos de Saúde Pública*, v. 38, supl. 2, p. 1-12, 2022. DOI: **http://dx.doi: 10.1590/0102-311X00175820**.

UNIDAS. Integraunidas debate o papel da APS na pandemia. *Unidas*, 2021. Disponível em: **https://unidas.org.br/1o-integraunidas-debate-o-papel-da-aps-na-pandemia/**. Acesso em: 30 mar. 2021.

UNIMED GUARULHOS. Coordenador do NAPS da Unimed Guarulhos fará parte da Implantação de Atenção Primária nas Unimeds do Estado de São Paulo. *Unimed Guarulhos*, 2016. Disponível em: **https://www.unimed.coop.br/web/guest/home/imprensa/noticias-unimed/listagem-noticias/coordenador-do-naps-da-unimed-guarulhos-fara-parte-da-implantacao-de-atencao-primaria-nas-unimeds-do-estado-de-sao-paulo**. Acesso em: 30 mar. 2021.

UNIMED NOROESTE RS. Modelo de atenção primária à saúde inova ao valorizar paciente em sua integralidade. *Unimed Noroeste RS*, 2015.

UNIMED PARANÁ. Unimed Paraná reformula Projeto APS: Federação amplia escopo de projeto para ajudar as Singulares nos processos de implantação. *Unimed Paraná*, 2016.

UNIMED LITORAL. Unimed Litoral é a primeira operadora no Brasil a receber a certificação em Atenção Primária à Saúde. Unimed Litoral, 2021. Disponível em: **https://site.unimedlitoral.com.br/2021/06/15/unimed-litoral-e-a-primeira-operadora-no-brasil-a-receber-a-certificacao-em-atencao-primaria-a-saude/**. Acesso em: 30 mar. 2021.

VALOR ECONÔMICO. Qualicorp: Lucro líquido avança 224% no 4º tri, para R$61,4 milhões. *Valor Econômico*, 30 mar. 2016. Disponível em: **https://valor.globo.com/empresas/noticia/2016/03/30/qualicorp-lucro-liquido-avanca-224-no-4o-tri-para-r-614-milhoes.ghtml**. Acesso em: 30 mar. 2021.

VAROUFAKIS, Y. *O minotauro global: a verdadeira origem da crise financeira e o futuro da economia global*. São Paulo: Autonomia Literária, 2018.

VIACAVA, F. et al. SUS: oferta, acesso e utilização de serviços de saúde nos últimos 30 anos. *Ciência & Saúde Coletiva*, v. 23, n. 6, jun. 2018. DOI: **https://doi.org/10.1590/1413-81232018236.06022018**.

VIDAS IGUAIS. Leitos para todos. Rede solidária em defesa da vida Pernambuco. *Vidas Iguais*, 2020. Disponível em: **https://docs.google.com/forms/d/1d04ORfsgWgQc-Isxv0SaLz29Pr16zhRycqfAQjYKHTQ/viewform?edit_requested=true**. Acesso em: 28 jun. 2020.

WAGSTAFF, A.; DOORSLAER, E.V. *Equity in health care finance and delivery*. In: CULYER, A. J.; NEWHOUSE, J. P. (org.). *Handbook of health economics*. Amsterdã: Elsevier, 2000, v. 1B, p. 1803-1862.

WEISSMAN, G. E. et al. Locally informed simulation to predict hospital capacity needs during the COVID-19 Pandemic. *Annals of Internal Medicine*, v. 173, n. 1, p. 21-28, 2020. DOI: 10.7326/M20-1260.

WENZL, M.; NACI, H.; MOSSIALOS, E. Health policy in times of austerity: a conceptual framework for evaluating effects of policy on efficiency and equity illustrated with examples from Europe since 2008. *Health Policy*, v. 121, n. 9, p. 947-954, set. 2017. DOI: 10.1016/j.healthpol.2017.07.005.

WERNECK, H. F. *Income-related inequalities in utilization of health services among private health insurance beneficiaries in Brazil*. Tese de Doutorado em Saúde Pública. Milken Institute School of Public Health, George Washington University, Washington, DC, 2016. Disponível em: **https://scholarspace.library.gwu.edu/downloads/zg64tm042?locale=en**. Acesso em: 20 jul. 2022.

WHO. Cobertura universal de saúde (CUS). *World Health Organization*, 2021. Disponível em: **https://www.who.int/world-health-day/world-health-day-2019/fact-sheets/details/universal-health-coverage-(uhc)**. Acesso em: 13 jun. 2021.

WHO. *Considerations in adjusting public health and social measures in the context of COVID-19: interim guidance*. Genebra: WHO, 2020a.

WHO. *Global spending on health 2020: weathering the storm*. [S. l.]: WHO, 2020b. Disponível em: **https://www.who.int/publications/i/item/9789240017788**. Acesso em: 1º jun. 2021.

WHO. *Financiamento dos sistemas de saúde: o caminho para a cobertura universal*. [S. l.]: WHO, 2010. Disponível em: **https://saude.cplp.org/media/5x4njk2c/relatorio-mundial-de-saude-financiamento-sistemas-saude.pdf**. Acesso em: 1º jun. 2021.

LISTA DE ABREVIATURAS E SIGLAS

ANS	Agência Nacional de Saúde Suplementar
APS	Atenção Primária à Saúde
ASPS	Ações e Serviços Públicos de Saúde
BNDES	Banco Nacional de Desenvolvimento Econômico e Social
CADE	Conselho Administrativo de Defesa Econômica
CEPAL	Comissão Econômica para a América Latina
CFM	Conselho Federal de Medicina
CMB	Confederação das Santas Casas de Misericórdia, Hospitais e Entidades Filantrópicas
CNJ	Conselho Nacional de Justiça
CNPJ	Cadastro Nacional de Pessoas Jurídicas
CNES	Cadastro Nacional de Estabelecimentos de Saúde
CONSU	Conselho de Saúde Suplementar
CUS	Cobertura Universal de Saúde
DATASUS	Departamento de Informática do Sistema Único de Saúde do Brasil
EC	Emenda Constitucional
FNS	Fundo Nacional de Saúde
IBGE	Instituto Brasileiro de Geografia e Estatística
Idec	Instituto Brasileiro de Defesa do Consumidor
IED	Investimento Estrangeiro Direto
IESC	Instituto de Estudos em Saúde Coletiva
IHI	Institute for Healthcare Improvement

IPCA	Índice de Preços ao Consumidor Amplo
IPEA	Instituto de Pesquisa Econômica Aplicada
IRPF	Imposto de Renda de Pessoa Física
IRPJ	Imposto de Renda de Pessoa Jurídica
MEI	Microempreendedor Individual
OAB	Ordem dos Advogados do Brasil
OCDE	Organização para a Cooperação e Desenvolvimento Econômico
OMS	Organização Mundial da Saúde
ONU	Organização das Nações Unidas
OPAS	Organização Pan-Americana da Saúde
OSS	Organizações Sociais de Saúde
Padrão TISS	Padrão de Troca de Informações da Saúde Suplementar
PIB	Produto Interno Bruto
PL	Projeto de Lei
PNSS	Política Nacional de Saúde Suplementar
RFB	Receita Federal do Brasil
REFIS	Programa de Recuperação Fiscal
SADT	Serviço de Apoio à Diagnose e Terapia
SBMFC	Sociedade Brasileira de Medicina de Família e Comunidade
STJ	Supremo Tribunal Federal
SUS	Sistema Único de Saúde
TJ	Tribunal de Justiça
UFRJ	Universidade Federal do Rio de Janeiro
UTI	Unidade de Terapia Intensiva
VCMH	Variação de Custo Médico-Hospitalar
WHO	World Health Organization

AGRADECIMENTOS

Ao CNPq, que financiou o projeto "Crise Financeira e Impactos sobre as Empresas de Planos e Seguros de Saúde no Brasil: Uma Análise Exploratória" (Processo nº 432128/2016-6), incluindo um seminário internacional sobre a crise dos sistemas de saúde na América Latina (Chamada CNPq/FINEP/FNDCT Nº 06/2018).

À Faperj, que estimula a produção editorial e viabilizou a edição deste livro com recursos provenientes do Processo nº 22.410.543/2022.

À Dani

Nos conhecemos em 2005. Você, jovem aluna da especialização em saúde pública; e eu, professora. Voltamos a conviver intensamente em circunstâncias menos hierárquicas, no seu doutorado, como duas mulheres adultas: você recém-mãe, e eu já avó de dois netos. Seu retorno à UFRJ para realizar o doutorado, ainda amamentando e com horários rígidos para permanecer longe de casa, foi em si um evento singular. Conciliar a dedicação à pós-graduação e às tarefas do GPDES/IESC-UFRJ (Grupo de Pesquisa sobre Empresariamento na Saúde) com a atenção a um bebê com o "padrão Dani de qualidade" nos levou a virar o calendário de cabeça para baixo. Deu certo. Sua formação como pesquisadora foi exemplar. Suas perguntas e seu conhecimento entusiasmaram todos os que estavam por perto. Meu reconhecimento pelo seu trabalho e pelo seu jeito singular de ser mulher é incomensurável.

Contudo, para uma estudante-mãe o reencontro com a vida acadêmica pode até ser alentador, mas não faz a vida andar.

Fiorella (a flor, agora menininha, do jardim da Dani) apoiou tacitamente o regime presença/ausência da mãe. José Felipe Riani Costa (marido, companheiro, pesquisador) foi um incansável e ativo apoiador para que este trabalho fosse concluído.

Maria de Fátima Conte Alves, uma mãe maravilhosa e exímia professora, esteve ao lado, à frente e atrás da pesquisa. Ao atender às nossas reiteradas solicitações para a tradução de textos em inglês "sem erros, para ontem", obviamente sem pagamento, tornou-se progressivamente integrante *ad-hoc* do grupo.

José Luiz Riani Costa, professor de saúde pública, sogro e personagem histórico para a formulação do SUS, segue inspirando estudos sobre a saúde no Brasil. Como não convém fazer feio na presença do Riani, sua contribuição é autoexplicativa.

À Ligia

Cuja inquietação se expressou em perguntas para essa e para as próximas pesquisas. Uma professora que sabe compartilhar experiências, bem como estimular o amadurecimento dos investigadores mais jovens.

Pela oportunidade de ter tido você, grande *expert* do tema sistema de saúde, como orientadora na residência e no doutorado e, dessa vez, por compartilhar a autoria deste livro.

Pela sua capacidade de ir além, de ser visionária ao enxergar tendências e "antecipar" pautas e estudos de questões que ainda não vieram à tona.

Ligia é potência. Impressionante como consegue articular as funções de mãe, avó, esposa, professora, coordenadora de grupo de pesquisa, sanitarista, atender aos convites para seminários, congressos e entrevistas, e ainda orientar os seus alunos com maestria.

Por ser uma pessoa tão humana nas relações pessoais e por dedicar a sua vida à melhoria das políticas de saúde no país.

1ª edição	novembro 2024
impressão	jmv
papel miolo	pólen bold $90g/m^2$
papel capa	cartão supremo $300g/m^2$
tipografia	chronicle e titling gothic